Aus dem Programm Huber:
Psychologie Sachbuch

Bei Hans Huber ist außerdem erschienen:

Gilian Butler
Schüchtern – na und?
Selbstsicherheit gewinnen
Aus dem Englischen übersetzt von Tonia Rihs
270 Seiten (ISBN 3-456-83628-7)

William Davies
Nur nicht aufregen!
Über Ärger, Wut und Reizbarkeit
Aus dem Englischen übersetzt von Irmela Köstlin
322 Seiten (ISBN 3-456-83894-8)

Ralph Hannes
Wenn Trinken zum Problem wird
Alkoholprobleme lösen
Zweite, vollständig überarbeitete Auflage
181 Seiten (ISBN 3-456-84119-1)

Reneau Z. Peurifoy
Angst, Panik und Phobien
Ein Selbsthilfe-Programm
Aus dem Englischen übersetzt von Irmela Erckenbrecht
Zweite Auflage
315 Seiten (ISBN 3-456-83827-1)

Walter Vandereycken/Rolf Meermann
Magersucht und Bulimie
Ein Ratgeber für Betroffene und Ihre Angehörigen
Übersetzt von Matthias Wengenroth
Zweite, korrigierte und ergänzte Auflage
95 Seiten (ISBN 3-456-83945-6)

Daniel Wilk
Autogenes Training
Ruhe und Gelassenheit lernen
Dritte, korrigierte Auflage
162 Seiten (ISBN 3-456-84102-7)

Christopher G. Fairburn

Ess-Attacken stoppen
Ein Selbsthilfeprogramm

Aus dem Englischen übersetzt von Irmela Erckenbrecht

Verlag Hans Huber
Bern . Göttingen . Toronto . Seattle

Die Originalausgabe dieses Buches ist erschienen unter dem Titel
Overcoming Binge Eating © 1995 The Guilford Press.
Die deutsche Ausgabe wurde vom Autor auf den neuesten Stand gebracht, das Literaturverzeichnis ergänzt.

Lektorat: Monika Eginger
Herstellung: Daniel Berger
Satz: Irmela Erckenbrecht, Nörten-Hardenberg
Umschlagbild: Getty Images / Stone von Clarissa Leahy
Umschlag: Atelier Mühlberg, Basel
Druck und buchbinderische Verarbeitung: Hubert & Co, Göttingen
Printed in Germany

Bibliografische Information der Deutschen Bibliothek
Die Deutsche Bibliothek verzeichnet diese Publikation in der Deutschen Nationalbibliografie; detaillierte bibliografische Daten sind im Internet über http://dnb.ddb.de abrufbar.

Anregungen und Zuschriften bitte an:
Verlag Hans Huber
Länggass-Strasse 76
CH-3000 Bern 9
Tel: 0041 (0)31 300 4500
Fax: 0041 (0)31 300 4593
E-Mail: verlag@hanshuber.com
Internet: http://verlag.hanshuber.com

1. Auflage 2004

ISBN 3-456-84125-6

Inhalt

Anhang

Vorwort

Wenn Sie Probleme mit Essattacken haben (oder jemanden kennen, der solche Probleme hat), haben Sie sich vermutlich schon eine ganze Reihe anderer Schriften zu diesem Thema angeschaut. Aller Wahrscheinlichkeit nach waren Sie danach aber eher ratloser als vorher und zwischen mehreren, einander widersprechenden Meinungen hin- und hergerissen. Anstatt die Probleme besser zu verstehen und Mittel an die Hand zu bekommen, wie man sie überwinden kann, haben Sie sich womöglich damit abgefunden, mit Ihren Problemen leben zu müssen, auch wenn Ihre Lebensqualität deutlich darunter leidet.

Das muss nicht sein.

Was Sie brauchen, ist eine leicht verständliche und dennoch wissenschaftlich fundierte Darstellung aller Aspekte von Essattacken. Fast drei Jahrzehnte lang war ich damit beschäftigt, neue Behandlungsmethoden zu entwickeln und auszuwerten. Dieses Buch ist meine Antwort auf den Bedarf an einer wirklich zuverlässigen Informationsquelle und den noch größeren Bedarf an einem tatsächlich wirksamen Behandlungsprogramm.

Das Buch ist darauf angelegt, diesen beiden eigenständigen und doch wechselseitig voneinander abhängigen Zielen gerecht zu werden: Teil I enthält alle aktuell verfügbaren, wissenschaftlich fundierten Fakten über ein von Essattacken geprägtes Essverhalten. Teil II besteht aus einem auf die nachweislich wirksamste Behandlung dieses Essverhaltens gestütztes Selbsthilfeprogramm.

Falls Sie unter Essattacken leiden, könnten Sie versucht sein, gleich mit den praktischen Anweisungen in Teil II anzufangen. Ich bitte Sie jedoch eindringlich, auch Teil I zu lesen. Erst wenn Sie mit dem entsprechenden Wissen gewappnet sind, werden Sie in der Lage sein, Ihr Problem erfolgreich anzugehen. Außerdem hoffe ich, dass Sie das neu erworbene Wissen an andere weitergeben. Wie sich zeigen wird, sind zu diesem Thema erschreckend viele Fehlinformationen in Umlauf, die nicht nur viele Menschen davon abhalten, ihr selbstzerstörerisches Verhalten abzulegen, sondern auch andere dazu bringen, überhaupt erst damit anzufangen.

Die Berichterstattung in den Medien hat unser Bewusstsein für die mit Essattacken verbundenen Essstörungen geschärft. Dabei wird jedoch häufig der Eindruck erweckt, es handele sich in erster Linie um ein Problem junger, weißer Frauen, das durch den «Heißhunger nach Kohlehydraten» und den «Jo-Jo-Effekt» diverser Diäten hervorgerufen werde. Leider stimmt keine dieser Aussagen. Sie sind zwar weit verbreitet, aber allesamt falsch – und nur eine kleine Auswahl all der Gerüchte und Halbwahrheiten, die zu diesem Thema kursieren. Dazu gehören auch die Behauptungen einiger Teile der Diätindustrie, die den Menschen völlig falsche Hoffnungen darüber machen, was sich an niedrigem Körpergewicht und «idealer» Figur erzwingen lässt. Weil sie diese unrealistischen Ziele nicht erreichen können, geraten viele Menschen in einen Teufelskreis aus Essattacken und Diäten, den zu durchbrechen schwierig, aber nicht unmöglich ist.

Doch sind es nicht nur fehlerhafte Informationen, die zu fatalen Folgen führen. Unvollständige Darstellungen, die wichtige Fakten auslassen, tragen ebenfalls zur Verbreitung ungesunden Verhaltens bei. So gibt es z. B. Hinweise darauf, dass Menschen, die versuchen, ihr Gewicht durch Erbrechen oder den Missbrauch von Abführmitteln und Diuretika unter Kontrolle zu bringen, von diesen Praktiken meist erst aus den Medien erfahren haben. Wie viele hätten sie gar nicht erst angewandt, wenn sie auch über deren schädliche Auswirkungen oder gar völlige Unwirksamkeit als Mittel zur Gewichtskontrolle informiert worden wären? Essprobleme eskalieren, sobald die Betroffenen beginnen, sich nach Essattacken zu erbrechen. Diese Wahrheit öffentlich beim Namen zu nennen ist eine Möglichkeit, der Entwicklung ernsthafter Probleme vorzubeugen.

Teil I dieses Buches präsentiert den neuesten Wissensstand zu all diesen Themen. In einer bislang beispiellosen Zusammenstellung wird alles aufgeführt, was man heute über Essattacken weiß. Auf häufigen Auslandsreisen hatte ich die Gelegenheit, von anderen Fachleuten zu lernen und meine eigenen Erkenntnisse weiterzugeben. Als Folge davon kann ich in diesem Buch ein wirkliches Destillat des gegenwärtigen Wissensstandes anbieten, in dem sich nicht nur meine eigenen Eindrücke wieder finden. Unser Wissen über Essattacken ist allerdings noch längst nicht lückenlos. Aus diesem Grund führt dieses Buch nicht nur auf, was als gesicherte Erkenntnis gilt, sondern weist auch offen darauf hin, was wir derzeit noch *nicht* wissen können.

Die ersten beiden Kapitel von Teil I befassen sich mit den Grundlagen. Sie erklären, wie sich tatsächliche Essattacken vom einfachen Überessen unterscheiden, wann man von Essproblemen und Essstörungen spricht und welche Kriterien zugrunde gelegt werden, um die wichtigsten Formen von Essstörungen zu diagnostizieren. Ob Sie selbst Essattacken haben oder jemanden kennen, der mit diesem Problem zu kämpfen hat – in jedem Fall ist es wichtig, genau zu verstehen, was für dieses Verhalten kennzeichnend ist. Und wenn Sie selbst unter Essattacken leiden, wird Kapitel 3 über die neuesten Forschungsdaten zur Verbreitung des Problems Ihnen die Gewissheit geben, dass Sie damit bei weitem nicht alleine sind.

Kapitel 4 und 5 beschäftigen sich eingehender mit den Merkmalen aller mit Essattacken verbundenen Essprobleme, beschreiben die psychischen, sozialen und körperlichen Begleiterscheinungen. Hier finden Sie Fakten über das Erbrechen und andere vermeintliche Methoden der Gewichtskontrolle, ihre Unwirksamkeit und den Preis, den sie dem Körper abverlangen, sowie Informationen darüber, wie Essattacken und die damit verbundenen Verhaltensweisen sich auf andere Aspekte des Lebens auswirken können.

Die Ursachen von Essattacken sind oft schwer zu benennen. Inzwischen wissen wir, dass die an der Entstehung beteiligten Gründe nicht unbedingt mit denen identisch sind, die dazu führen, dass dieses Verhalten auch beibehalten wird. Kapitel 6 stellt die neuesten Forschungsergebnisse zu diesen Fragen vor, und Kapitel 7 spricht ein Thema an, das vor allem in den USA immer wieder diskutiert wird: Sind Essattacken eine Form von Sucht?

Kapitel 8 beschließt den ersten Teil mit einer Erörterung verschiedener Behandlungsansätze. Dabei wird sich zeigen, dass sich eine bestimmte psychologische Behandlungsform mit der Bezeichnung *kognitive Verhaltenstherapie* beim Erreichen dauerhafter Verbesserungen als besonders wirksam erwiesen hat. Diese Therapieform liegt deshalb auch dem Selbsthilfeprogramm in Teil II zugrunde.

Vielen Menschen ist nicht bewusst, dass die große Mehrheit der von Essattacken Betroffenen keine Hilfe bekommen. Es gibt dafür mehrere Erklärungen. Eine davon ist, dass viele Betroffene zögern, ihr Problem anderen zu offenbaren. Dies ist einer der Gründe, warum Selbsthilfeprogramme gerade in diesem Bereich echte Vorteile bieten. Ein anderer Grund ist das Forschungsergebnis, dass allein schon Selbsthilfe oder Selbsthilfe mit minimaler Anleitung («angeleitete Selbsthilfe») vielen Menschen tatsächlich dabei helfen kann, ihre Probleme zu überwinden.

Das in Teil II vorgestellte Selbsthilfeprogramm kann allein oder mit Hilfe anderer genutzt werden, und sollte dies notwendig sein, lässt es sich auch gemeinsam mit anderen Therapieformen anwenden.

In den 30 Jahren, in denen ich mit Betroffenen gearbeitet habe, musste ich feststellen, dass manche nur wenig motiviert waren, ihre Situation zu verändern, oder dass ihre Motivation schwankte. Sie hatten sich mit ihren Essproblemen abgefunden und ihr Leben entsprechend eingerichtet. Neben Aufklärung und Hilfe besteht ein weiteres Ziel dieses Buches darin, Menschen zu Veränderung und Neuanfang zu ermuntern. Falls Sie Essattacken haben, hoffe ich, dass dieses Buch Ihnen Mut machen kann, Ihre Probleme aktiv anzugehen – oder, wenn Sie dies bereits tun, dass es Ihre Entschlossenheit stärkt.

Es ist mir eine Freude, all den Menschen zu danken, die mir geholfen haben, dieses Buch zu schreiben. An erster Stelle muss ich meinen langjährigen Freund und Kollegen Peter Cooper nennen. Ohne seine Ermutigung wäre das Buch nie geschrieben worden. Peter hat mir auf vielerlei Weise geholfen, nicht zuletzt, indem er die meisten der zur Verdeutlichung über den Text verstreuten Zitate beisteuerte. Er gab mir auch wertvolle Rückmeldungen zu den verschiedenen Versionen des Manuskripts. Außerdem möchte ich den Menschen mit Essproblemen danken, die das Buch kommentiert und das Selbsthilfeprogramm umgesetzt haben. Ihr Beitrag war für mich von unschätzbarem Wert. Darüber hinaus gilt mein Dank all den Freunden und Kollegen, die verschiedene Entwürfe gelesen und zur Weiterentwicklung des Manuskripts beigetragen haben. Besonders danke ich meiner Frau Susan sowie Terry Wilson, Kelly Brownell, Marsha Marcus, Laura Hill, Jacqui Carter, Faith Barbour, Jenny Burton, Zafra Cooper, Beverley Davies, Valerie Dunn, Phillipa Hay, Pat Norman, Marianne O'Connor, Sue Shaw und Christina Wood. Für ihre Hilfe bei der Aktualisierung des Buches für die deutschsprachige Ausgabe danke ich Sarah Squire.

Schließlich möchte ich Christine Benton und Seymour Weingarten meinen Dank aussprechen. Als Lektorin hat Chris durch ihre klugen Kommentare und einsichtsvollen Vorschläge zum Gelingen des Projekts wesentlich beigetragen. Als Cheflektor der Guilford Press hat Seymour sich als hervorragender Vermittler erwiesen. Ich danke ihm für seine Unterstützung und sein Engagement für dieses Buch.

Christopher G. Fairburn
Oxford, 1994/2003

Teil I:
Wissenswerte Tatsachen

1. Was ist eine Essattacke?

> Es beginnt damit, dass ich an all die Sachen denke, die ich mir verbiete, wenn ich Diät halte. Daraus wird bald eine starkes Verlangen, all diese Sachen zu essen. Zuerst ist es ein Trost und eine große Erleichterung, endlich wieder alles essen zu dürfen, ich fühle mich sehr gut. Aber dann kann ich nicht aufhören und stopfe alles in mich hinein. Ich esse und esse wie wild, bis ich absolut voll bin. Hinterher habe ich ein schlechtes Gewissen und bin wütend auf mich selbst.

Sich den Bauch einmal «richtig voll zu schlagen» ist für die meisten Menschen etwas völlig Harmloses – ein einmaliger Ausrutscher, den sie bald wieder vergessen haben. Für andere jedoch, vor allem viele junge Frauen aus den USA, Kanada und den westeuropäischen Ländern, ist es eine regelmäßige Erfahrung, die sich mit dem Verlust jeglicher Beherrschung beim Essen verbindet, und ein großes Problem.

Obgleich Essattacken unbestreitbar weit verbreitet sind, mangelt es bis heute an einem wissenschaftlich fundierten Verständnis für dieses Problem. Teilweise begründet durch häufige Fehlinformationen in den Medien wissen die meisten Menschen – von Essattacken Betroffene ebenso wie andere, die sie noch nicht selbst erlebt haben – vergleichsweise wenig darüber.

Sind Essattacken immer mit anschließendem Erbrechen verbunden? Handelt es sich um eine chronische Erkrankung, oder kann das Verhalten überwunden werden? Sind Essattacken als vorübergehende Abweichung im Verhalten einer ansonsten «normalen» Person anzusehen? Oder sind sie ein Zeichen dafür, dass etwas anderes im Argen liegt? Welche Menschen neigen zu Essattacken und warum? Wann treten Essattacken auf und wodurch werden sie ausgelöst? Wie lange dauert eine typische Essattacke? Wie unterscheiden wir – bei uns selbst oder anderen, um die wir uns Sorgen machen – zwischen einer echten Essattacke und einem harmlosen «über die Stränge schlagen»? Und die wichtigste Frage von allen lautet: Wie können Menschen, die unter Essattacken leiden, dieses häufig selbstzerstörerische Verhalten überwinden?

Keine dieser Fragen lässt sich ohne ein gründliches Verständnis davon, was eine Essattacke ausmacht, wirklich beantworten. Ein solches Verständnis zu vermitteln, ist Aufgabe des ersten Kapitels. Was sind Essattacken? Was und wie essen Menschen, die eine Essattacke haben? Und lassen sich mehrere Arten von Essattacken unterscheiden?

Essattacke oder bloßes Überessen?

Dass sie sich gelegentlich einmal überisst, kennt heute mindestens eine von fünf jungen Frauen. Was dies für jede Einzelne bedeutet, kann jedoch sehr unterschiedlich sein. Einige sehen darin nichts weiter als die Folge sporadischer Unvernunft, und das Erlebnis hat keine weiteren Auswirkungen auf ihr Leben. Anderen dagegen, z. B. der Frau, deren Beschreibung dieses Kapitel einleitete, erwächst daraus ein echtes Problem.

Das Unvermögen, zwischen harmlosem Überessen und problematischer Essattacke unterscheiden zu können, führt immer wieder zu gründlicher Verwirrung. Die Einsicht in die Notwendigkeit einer grundsätzlichen Begriffsklärung hat zu intensiven Bemühungen in der Forschung geführt, die mit Essattacken verbundenen Erfahrungen möglichst detailliert zu untersuchen. Zwar sind die Schilderungen individuell sehr unterschiedlich, doch bei genauerer Betrachtung stellt sich heraus, dass Menschen mit echten Essattacken zwei Merkmale gemeinsam sind: die Menge an verzehrten Lebensmitteln ist ausgesprochen groß, und die Attacke ist von einem Gefühl des Kontrollverlusts begleitet. Diese Erkenntnisse haben die *American Psychiatric Association* in die Lage versetzt, eine allgemein anerkannte Definition zu formulieren:

> Eine «Essattacke» ist gekennzeichnet durch beide der folgenden Merkmale:
> (1) Verzehr einer Nahrungsmenge in einem bestimmten Zeitraum (z. B. innerhalb eines Zeitraums von zwei Stunden), wobei diese Nahrungsmenge erheblich größer ist als die Menge, die die meisten Menschen in einem vergleichbaren Zeitraum und unter vergleichbaren Bedingungen essen würden.
> (2) Das Gefühl, während der Episode die Kontrolle über das Essverhalten zu verlieren (z. B. das Gefühl, weder mit dem Essen aufhören zu können, noch Kontrolle über Art und Menge der Nahrung zu haben).

Von zentraler Bedeutung ist also das Gefühl des Kontrollverlusts. *Vor allem dieses Merkmal unterscheidet Essattacken von gelegentlichem Überessen oder einer bloßen Völlerei.*

Typische Merkmale einer Essattacke

> Ich greife willkürlich nach allem, was ich zu essen finde, und stopfe es mir in den Mund, manchmal sogar ohne zu kauen. Aber dann kommen die Schuldgefühle, ich habe Angst, mein Magen fängt an zu schmerzen, und mir wird ganz heiß. Erst wenn mir richtig übel wird, höre ich auf zu essen.

Persönliche Beschreibungen von Essattacken sind oft sehr aufschlussreich. Aus verschiedenen Gründen sind sie jedoch nicht immer ganz exakt. Manche Forschungsgruppen haben deshalb Essattacken unter experimentellen Bedingungen genauer studiert. Eines der am besten ausgestatteten Forschungslabors auf diesem Gebiet ist das *Pittsburgh Human Feeding Laboratory* am *Western Psychiatric Institute and Clinic* der *University of Pittsburgh* (siehe Kasten).
Persönliche Berichte und die Ergebnisse anderer Forschungslabors vervollständigen das Bild von einer «typischen» Essattacke. Daraus ergibt sich eine Beschreibung, die Sie vielleicht in Teilen wieder erkennen, wenn Sie selbst Essattacken haben oder jemanden kennen, der davon betroffen ist.

Gefühle. Die ersten Augenblicke einer Essattacke können angenehm sein. Der Geschmack der Lebensmittel und der Vorgang des Essens können mit Genuss verbunden sein. Dieser Zustand dauert jedoch selten lange an. Während die betroffene Person mehr und mehr Essen zu sich nimmt, setzt bald ein Gefühl des Ekels ein. Manche Menschen verspüren Abscheu gegenüber dem, was sie da tun, sind aber nicht in der Lage, damit aufzuhören.

Geschwindigkeit. Während einer Essattacke wird typischerweise sehr schnell gegessen. Forscher der *Columbia University* stellten fest, dass Frauen mit Bulimia nervosa (siehe Definition in Kapitel 2) doppelt so schnell essen wie Frauen ohne Essstörung: 81,5 Kalorien im Vergleich zu 38,4 Kalorien pro Minute. Viele stopfen sich das Essen fast mechanisch in den Mund und kauen es kaum. Oft wird auch reichlich getrunken, um das Essen damit herunterzuspülen, was natürlich zu dem späteren Völlegefühl mit beitragen kann. Manchen Betroffenen hilft es auch dabei, das Gegessene später wieder zu erbrechen.

Erregung. Manche Menschen gehen während einer Essattacke auf und ab oder wandern im Zimmer herum. Manchmal wirken sie wie von Ver-

Das Pittsburgh Human Feeding Laboratory

Im *Pittsburgh Human Feeding Laboratory* kann das Essverhalten von Menschen, z. B. auch selbst herbeigeführtes Erbrechen, über längere Phasen – in jedem Fall länger als 24 Stunden – beobachtet werden.

Das Labor besteht aus einem 19 Quadratmeter großen Zimmer neben einer Krankenhausstation, auf der Menschen mit Essstörungen behandelt werden. In dem Zimmer befinden sich ein Stuhl, ein Bett, ein Fernseher und ein Videorekorder, durch eine Tür gelangt man in ein Badezimmer mit Toilette. Über eine Gegensprechanlage kann jederzeit mit dem Kontrollraum Kontakt aufgenommen werden.

Das Essen kommt aus zwei von Computern kontrollierten Automaten, von denen einer Tiefkühlkost enthält, das mit Hilfe eines Mikrowellengeräts erwärmt werden kann. Die Automaten enthalten 38 verschiedene Arten von Lebensmitteln und Getränken. Die Auswahl orientiert sich an dem üblichen Angebot von Cafeterien und dem, was bei Essattacken besonders häufig verzehrt wird. Von allen Lebensmittel ist die genaue Zusammensetzung bekannt.

Die Menschen im Labor können unterschiedliche Anweisungen bekommen. Beispielsweise können sie aufgefordert werden, einer Essattacke freien Lauf zu lassen, oder das zu essen, was sie normalerweise an Tagen ohne Essattacke verzehren würden. Sowohl Patientinnen und Patienten mit Bulimia nervosa als auch Menschen ohne Essprobleme werden im Labor untersucht. Alle Beteiligten werden grundsätzlich über die näheren Umstände ihres Aufenthalts im Labor aufgeklärt, und es wird ihr Einverständnis eingeholt.

Mit Hilfe eines solchen Labors lassen sich detaillierte Informationen über das Essverhalten von Menschen gewinnen. Dass dies in einer künstlichen Umgebung geschieht, ist eine unbestrittene Schwäche dieses Forschungsansatzes, doch spricht vieles dafür, dass das Verhalten der Menschen im Labor dem im realen Leben ähnelt, weil es oft genau zu ihren vorherigen Schilderungen passt. Sicherlich klar ist, dass Menschen mit Bulimia nervosa in einer solchen Umgebung Essattacken bekommen.

Aus: Kaye et al., 1992, S. 372–380.

zweiflung getrieben. Sie erleben das Verlangen nach Essen als übermächtige Kraft, die sie zu diesem Verhalten treibt. Aus diesem Grund wird manchmal auch von *zwanghaftem Essen* gesprochen (eine andere Verwendung dieses Begriffes findet sich in Kapitel 2). Schnell an Essbares zu gelangen, wird zum vorrangigen Ziel; die Betroffenen greifen manchmal sogar nach Lebensmitteln, die anderen gehören, stehlen sie aus Läden oder essen von anderen weggeworfene Reste auf. Die meisten empfinden dieses Verhalten als peinlich, abstoßend und erniedrigend.

> Mit einer Schüssel Cornflakes fange ich an. Ich esse sie sehr schnell, und dann muss ich gleich noch zwei oder drei Schüsseln haben. Wenn es erst wieder so weit ist, weiß ich schon, dass meine Beherrschung dahin ist und ich immer weiter essen werde. Ich fühle mich schrecklich angespannt und suche verzweifelt nach etwas Essbarem. Ich laufe im College herum und suche nach Sachen, die andere Leute weggeworfen haben. Ich weiß, dass das abstoßend ist. Ich stopfe mir das Essen schnell hinein. Manchmal gehe ich auf dem Weg in die Stadt in mehrere Läden. In jedem kaufe ich immer nur ein bisschen, um keinen Verdacht zu erregen. Ich höre erst auf, wenn ich kein Geld mehr habe oder wenn ich so voll bin, dass einfach nichts mehr hineinpasst.

Verändertes Bewusstsein. Die Betroffenen beschreiben ihre Essattacken häufig so, als würden sie sich dabei in einer Art Trance befinden. Ihr Verhalten kommt ihnen fast mechanisch vor, als wären es nicht sie selbst, die so handeln. Manche berichten, sie würden den Fernseher einschalten, laute Musik hören oder sich auf irgendeine andere Art und Weise ablenken, um nicht über ihr Verhalten nachdenken zu müssen.

> Es fängt alles an damit, wie ich mich beim Aufwachen fühle. Wenn ich unglücklich bin oder jemand etwas gesagt und mir damit weh getan hat, verspüre ich ein starkes Verlangen nach Essen. Wenn dieses Verlangen kommt, wird mir ganz heiß, und ich beginne zu schwitzen. Mein Kopf wird leer und ich bewege mich nur noch automatisch. Ich esse so schnell, als hätte ich Angst, sonst Zeit zum Nachdenken über mein Verhalten zu haben. Ich esse im Stehen oder im Gehen. Oft sehe ich dabei fern oder lese in einer Zeitschrift. Das mache ich alles nur, um mich vom Denken abzuhalten, denn beim Denken würde mir klar werden, was ich da mache.

Geheimhaltung. Ein typisches Merkmal einer echten Essattacke ist, dass sie heimlich stattfindet. Manche Leute schämen sich so für ihr Verhalten, dass sie alles Mögliche tun, um es geheim zu halten – und das vielleicht sogar viele Jahre lang. Einigen gelingt dies, indem sie relativ normal essen, wenn sie mit anderen zusammen sind. Andere greifen zu den einfallsreichsten Täuschungsmanövern. Sie kehren nach einer normalen Mahlzeit heimlich zurück, um alle Reste aufzuessen. Oder sie nehmen sich das

Essen mit ins Schlaf- oder Badezimmer, um es dort ohne Angst vor Entdeckung hinunterzuschlingen.

> Auf dem Rückweg von der Arbeit kaufe ich mir etwas zu essen und verstecke es in meinen Taschen. Das esse ich gleich auf, ehe ich nach Hause komme. Wenn ich zuhause bin, beginnt die eigentliche Esserei. Ich stopfe mich voll, bis mir der Magen wehtut und nichts mehr hineingeht. Erst an dem Punkt reißt es mich aus der Trance, und mir wird klar, was ich getan habe.

Kontrollverlust. Wie bereits erwähnt, ist ein Gefühl des Kontrollverlusts für Essattacken von zentraler Bedeutung, doch fällt diese Gefühl sehr unterschiedlich aus. Manche Menschen verspüren es schon lange, ehe sie mit dem Essen beginnen. Bei anderen entwickelt es sich erst allmählich während des Essens – oder es setzt plötzlich ein, wenn sie merken, dass sie zu viel gegessen haben.

Manche Menschen, die seit Jahren unter Essattacken leiden, berichten interessanterweise, das Gefühl des Kontrollverlusts habe im Laufe der Zeit abgenommen. Die Erfahrung habe sie gelehrt, dass ihre Essattacken unvermeidlich seien, deshalb versuchten sie nicht länger, dagegen anzugehen. Manche planen ihre vermeintlich unabwendbaren Essattacken sogar regelrecht ein und schaffen damit eine sich selbst erfüllende Prophezeiung. Das Planen erlaubt diesen Menschen, ein gewisses Maß von Kontrolle darüber auszuüben, wann und wo ihre Essattacken stattfinden, sodass ihr Tagesablauf ungestörter ablaufen kann. Aus diesem Grund haben sie eher das Gefühl, die Kontrolle nicht wirklich verloren zu haben. Da sie die Essattacken selbst nicht überwunden haben, ist dies natürlich ein Trugschluss. Und viele geben nach wie vor an, mit dem Essen nicht wieder aufhören zu können, wenn sie einmal damit angefangen haben.

Dies scheint selbst dann der Fall zu sein, wenn eine Essattacke unterbrochen wird, weil es vorübergehend nichts mehr zu essen gibt, das Telefon klingelt oder jemand an der Haustür steht. Ist der Grund für die Unterbrechung behoben, geht die Essattacke weiter. Die Betroffenen haben, wie es Dr. Janet Polivy und Dr. Peter Herman von der *University of Toronto* formulierten, nur vorübergehend in eine Art «Pausenmodus» geschaltet.

Wann und wo kommt es zu Essattacken?

Wie häufig es zu Essattacken kommt und welche Lebensmittel dabei gegessen werden, ist individuell sehr unterschiedlich, die Beschreibung typischer Merkmale ist daher schwierig. Wie und wann Essattacken auftreten, steht aus diesem Grund auch im Mittelpunkt zahlreicher Forschungsvorhaben.

Häufigkeit und Dauer

Um eine Diagnose der Essstörung Bulimia nervosa (siehe Kapitel 2) nach den Kriterien der *American Psychiatric Association* zu rechtfertigen, müssen die Essattacken durchschnittlich mindestens zweimal die Woche auftreten. Diese Schwelle ist allerdings willkürlich angesetzt – ein Überbleibsel der Versuche aus den späten 1970er Jahren, als man versuchte, die Störung genauer zu definieren – und deshalb wiederholt kritisiert worden. Schließlich wird damit unterstellt, dass Menschen, deren Essattacken weniger häufig auftreten, auch weniger stark gestört sind, obwohl dies häufig *nicht* der Fall ist. Insgesamt wird heute eine Schwelle von einer Essattacke pro Woche für angemessener gehalten. Bei der Behandlung von Menschen mit Essstörungen werden willkürlich gesetzte Schwellen dieser Art bei der Diagnose meist ignoriert.

Misst man der Häufigkeit zu viel Bedeutung bei, kann dies auch für die Betroffenen verwirrend sein. Heißt das, dass es keinen Grund zur Besorgnis gibt, wenn man «nur ab und zu» Essattacken hat? Ab welcher Häufigkeit sind Essattacken ein Problem? Wie wichtig sind überhaupt solche objektiven Größen? Kommt es wirklich darauf an, wie häufig die Attacken kommen, wie lange sie anhalten und wie viele Kalorien man dabei isst, um zu bestimmen, wie schwer die Problematik wiegt? Oder sollte man sich eher davon leiten lassen, wie stark sich die Essattacken auf das Leben der Betroffenen auswirken?

In der klinischen Praxis sind wir mit den tatsächlichen Beeinträchtigungen befasst – also mit dem Ausmaß, in dem die Essattacken die körperliche Gesundheit und allgemeine Lebensqualität der Betroffenen einschränken. Zwischen Beeinträchtigungen dieser Art und der Häufigkeit von Essattacken lässt sich keine einfache Gleichung aufstellen. Eine Studie aus den frühen 1980er Jahren über vierzig Versuchspersonen mit Bulimia nervosa an der *University of Minnesota* zeigte, dass viele die von der *American Psychiatric Association* gesetzte Marke von zwei Attacken pro Woche

Häufigkeit und Dauer von Essattacken bei Bulimia nervosa

Im Rahmen dieser Studie führten 40 Versuchspersonen mit Bulimie (dem ursprünglichen, aus dem Amerikanischen stammenden Begriff für Bulimia nervosa, siehe Kapitel 2) täglich Buch über Häufigkeit und Dauer ihrer Essattacken. Die wichtigsten Ergebnisse waren:

1. Die durchschnittliche Dauer einer Attacke betrug 78 Minuten, die einzelnen Attacken dauerten zwischen 12 Minuten und 8 Stunden.
2. Die durchschnittliche Anzahl von Essattacken lag bei 11,7 pro Woche, bei den einzelnen Versuchspersonen reichten sie von 1 bis 46 Episoden. Am häufigsten war das Muster von einer Essattacke pro Tag, meist am Nachmittag oder Abend.
3. Die durchschnittliche Anzahl der verzehrten Kalorien pro Essattacke betrug 3415, die niedrigste Kalorienzahl lag bei 1200, die höchste bei 11500 (zu diesem Punkt lagen Daten von 25 der 40 Versuchspersonen vor).
4. Die am häufigsten verzehrten Lebensmittel waren (in absteigender Reihenfolge): Eis, Brot, Süßigkeiten, Doughnuts, Salate, Sandwiches, Kekse, Popcorn, Käse und Cerealien.

Aus: Mitchel et al., 1981, S. 835 f.

überschritten (siehe Kasten). Jüngere Studien haben dieses Ergebnis bestätigt. Andererseits wurde gezeigt, dass es auch viele ansonsten typische Patientinnen und Patienten gibt, deren Essattacken weniger häufig auftreten.

Wie lange dauern Essattacken an? Dies hängt davon ab, welche Art von Essproblem oder -störung die jeweilige Person hat. Die von meiner Forschungsgruppe in Oxford gewonnenen Daten deuten darauf hin, dass bei den Patientinnen und Patienten, die zum «Purging»-Typus gehören (d. h. diejenigen, die nach einer Essattacke regelmäßig erbrechen oder Abführmittel, Diuretika oder Klistiere benutzten), viele Essattacken etwa eine Stunde andauern. Bei denen, die zum «Nicht-Purging»-Typus gehören, dauerten sie im Durchschnitt fast zweimal so lange. Dies liegt wahrscheinlich daran, dass die Patientinnen und Patienten vom «Purging»-Typus den Druck verspüren, ihre Essattacken so schnell wie möglich hinter sich zu bringen, damit sie rasch erbrechen und damit die Menge der vom

Körper verdauten Lebensmittel so gering wie möglich halten können (siehe Kapitel 4).

Was wird gegessen?

> Wozu ich dann greife, sind all meine «verbotenen» Sachen: Schokolade, Kuchen, Kekse, Marmelade, Sahne, Frühstücksflocken und allem, was sonst noch süß ist, sogar zu rohem Fertig-Kuchenteig. Zu allem, was leicht zu essen ist und was man nicht erst groß zubereiten muss. Normalerweise esse ich solche Sachen nie, weil sie dick machen. Wenn ich Essattacken habe, kann ich aber davon nicht genug bekommen.

Fragt man die Betroffenen: «Was essen Sie während einer Essattacke?», geben sie meist zwei Arten von Antworten. Die erste bezieht sich auf die Eigenschaften der Lebensmittel, z. B. «süße Sachen» oder «satt machende Sachen». Die zweite Art von Antwort stellt die eigene Einstellung zu den jeweiligen Lebensmitteln in den Vordergrund, z. B.«verbotene Sachen», «gefährliche Sachen» oder «dick machende Sachen». Klar ist, dass bei den meisten Essattacken Lebensmittel verzehrt werden, die die Person sonst zu meiden versucht.

Das Märchen vom «Heißhunger nach Kohlehydraten». Vielleicht haben Sie schon einmal gelesen, bei Essattacken ginge es in erster Linie um stark kohlehydrathaltige Lebensmittel, und die Attacken würden durch einen «Heißhunger nach Kohlehydraten» ausgelöst. Es handelt sich dabei um einen weit verbreiteten Irrtum. In Wirklichkeit ist der Anteil von Kohlehydraten an den bei Essattacken verzehrten Lebensmitteln nicht besonders hoch, jedenfalls nicht höher als bei normalen Mahlzeiten. Essattacken werden nicht durch die Zusammensetzung der Lebensmittel aus Kohlehydraten, Fetten und Proteinen charakterisiert, sondern durch die insgesamt verzehrte Menge. Wenn Sie selbst Essattacken haben oder jemanden kennen, der davon betroffen ist, wissen Sie, dass bei Essattacken mit Vorliebe Kuchen, Kekse, Schokolade, Eis usw. zum Zuge kommen. Doch während allgemein angenommen wird, dass diese Lebensmittel viele Kohlehydrate enthalten, lassen sie sich, wie Dr. Timothy Walsh von der *Columbia University* hervorhebt, besser als süße Lebensmittel mit hohem Fettanteil beschreiben. Dr. Walsh gibt zwei Beispiele: 57 Prozent der Kalorien in Haagen-Dazs Vanille-Eis stammen aus Fett und nur 36 Prozent aus Kohlehydraten, und auch bei einer Cremetorte («devil's food cake») stammen 40 Prozent der Kalorien aus Fett. Der «Heißhunger auf Kohle-

Tag Mittwoch Datum 8. April

Zeit	Essen und Trinken	Ort	*	E/L	Kommentare
8:15	(mich gewogen)				Kann mein Gewicht nicht aufschreiben – es ist zu schlimm
8:50	1 Glas Wasser	Küche			Durstig wegen gestern.
10:10	1 Cola light	Bei der Arbeit			Entschlossen, mich heute nicht zu überessen.
11:30	10–20 Graham Cracker, Wasser	Bei der Arbeit	*	V	Erst nur ein paar gegessen, dann konnte ich nicht aufhören.
12:05	Wasser				
16:50	1 Stück Apfelkuchen		*		Begann zu essen, sobald ich zuhause war. Konnte mich vom ersten Augenblick an nicht beherrschen.
	2 kg Eiskrem		*		
	4 Scheiben Toastbrot mit Erdnussbutter		*		
	Pepsi light				
	6 Muffins		*	V	
	1 Rosinenbrötchen		*		
	1 kg Eiskrem		*	V	
	Pepsi light				
19:50	2 Gläser Wasser				Fühle mich sehr einsam.
21:45	1 Glas Wasser				Gehe früh ins Bett.

Abbildung 1.1 Tagebucheintrag über den Verlauf einer typischen Essattacke (Sternchen bezeichnen die von der betroffenen Person als übermäßig empfundenen Mengen. E/L steht für Erbrechen oder Laxativa-Missbrauch)

hydrate» als Auslöser für Essattacken ist eine beliebte und einprägsame, aber dennoch nicht zu haltende Mär.

Vielleicht enthielt sie früher einmal ein Körnchen Wahrheit. Mein Eindruck ist, dass sich die Zusammensetzung der bei Essattacken verzehrten Lebensmittel in den letzten zwanzig Jahren verändert hat und in den späten 1970er und frühen 1980er Jahren dabei mehr kohlehydrathaltige Lebensmittel zum Zuge kamen. Dies hat wohl weniger mit irgendwelchen körperlichen Vorgängen als vielmehr mit einem Wandel bei den Modediäten zu tun. Damals waren Kohlehydrate verpönt, während man heute Fett zu vermeiden versucht. Durch die heutige Beliebtheit der auf einen möglichst geringen Kohlehydratanteil zielenden Atkins-Diät könnte sich das Bild in Zukunft erneut wandeln.

Abbildung 1.1 illustriert den Verlauf einer typischen Essattacke.

Mengen und Kosten

Die bei Essattacken verzehrten Mengen sind von Person zu Person stark unterschiedlich. Manche vertilgen riesige Portionen, gelegentlich sogar 15.000 bis 20.000 Kalorien, was jedoch nicht unbedingt typisch ist. Bittet man die Betroffenen, genau aufzulisten, was sie gegessen haben, und berechnet dann die Anzahl der Kalorien, ergibt sich für die typische Essattacke ein Wert zwischen 1000 und 2000 Kalorien. Etwa ein Viertel der Betroffenen verzehrt bei einer Essattacke über 2000 Kalorien – mehr, als viele Frauen pro Tag durchschnittlich zu sich nehmen. In Forschungslabors gewonnene Daten bestätigen diese Zahlen. In einer Studie wurde festgestellt, dass eine von fünf Personen mit Bulimia nervosa bei ihren Essattacken mehr als 5000 Kalorien und eine von zehn mehr als 6000 Kalorien verzehrt.

Alle Studien zum Thema zeigen aber auch, dass nicht wenige Personen während ansonsten typischer Essattacken nur durchschnittliche oder gar geringe Mengen an Lebensmitteln zu sich nehmen. Wegen ihres geringen Umfangs genügen diese Attacken nicht den Kriterien der *American Psychiatric Association,* deren Definition von einer «erheblich größeren» Menge spricht. Und doch wird das Erlebnis von den Betroffenen als Essattacke angesehen, weil sie mit dem charakteristischen Kontrollverlust verbunden ist. Die *Eating Disorder Examination*, eine vom Autor dieses Buches in Zusammenarbeit mit Dr. Zafra Cooper erstellte Hilfe zur Diagnose von Essstörungen, die in diesem Bereich als Standardinstrument

THANK YOU
FOR SHOPPING
KEY FOOD

JIF CREAMY PNUT BUT	2.99
KEY COTTAGE CHEESE	1.39
DIET COKE 2 LITER	1.39
SINGLE SODA BOTTLE	.05
ARNOLD BRANOLA BREAD	2.29
HOSTESS BROWNIE BITE	2.99
HERSHEY CHOC KISSES	2.79
FAMOUS AMOS CH/CHP	2.99
HAAGEN DAZS	2.99
TOMBSTONE PIZZA	4.69
SLSTAX	.34

10 ITEMS

Abbildung 1.2 Kosten von Essattacken. Eine Quittung aus dem Supermarkt illustriert die Kosten der für eine einzige Essattacke gekauften Lebensmittel (in US-Dollar). (Die einzelnen Posten auf deutsch: Erdnussbutter, Hüttenkäse, Cola light, Pfand, Toastbrot, Schokoladenkekse, Schokoladenpralinen, Kekse, Eiskrem, Fertigpizza.)

der klinischen Erhebung gilt, beschreibt solche Episoden als *subjektive Essattacken*. Im Gegensatz dazu werden Episoden, bei denen tatsächliche große Mengen verzehrt werden, als *objektive Essattacken* bezeichnet. Es ist eine aufschlussreiche Tatsache, dass subjektive Essattacken nicht selten und mit einem großen Leidensdruck verbunden sind.

Essattacken können teuer sein. Wer regelmäßig große Mengen an Lebensmittel verzehrt, kann in finanzielle Schwierigkeiten geraten. **Abbildung 1.2** illustriert die Kosten der für eine einzige Essattacke in einem Supermarkt gekauften Lebensmittel. In den frühen 1980er Jahren ermittelte eine in Chicago durchgeführte Studie die Kosten einer Essattacke mit durchschnittlich 8 Dollar 30 (mit einer Bandbreite von nur 1 Dollar bis hin zu 55 Dollar). Die hohen Kosten erklären, wieso manche Betroffenen damit beginnen, Lebensmittel zu stehlen.

Sind alle Essattacken gleich?

Essattacken variieren nicht nur von einer Person zur anderen, sondern können auch bei ein und derselben Person von Mal zu Mal sehr unterschiedlich ausfallen. Viele der Betroffenen unterscheiden selbst zwischen mehreren Arten von Essattacken, auch wenn nicht alle davon der strengen Definition einer (objektiven) Essattacke entsprechen. Eine Person beschrieb die folgenden Arten von Essattacken zu haben:

Voll-Attacken. «Ich esse und esse, ganz schnell und ohne Genuss, nur am Anfang gefällt mir der Geschmack, aber auch dabei habe ich ein schlechtes Gewissen. Ich esse dann heimlich und an einem Ort – zuhause in meiner Küche oder im College in meinem Zimmer. Ich esse, bis wirklich nichts mehr hineingeht. Bei diesen Essattacken nehme ich dann Abführmittel, sowohl dabei als auch danach, was die Panik- und Schuldgefühle aber nur noch verstärkt. Unmittelbar danach bin ich so aufgebläht, dass alle Gefühle gedämpft sind, später fühle ich mich furchtbar elend.»

Halb-Attacken. «Diese Art von Essattacken habe ich meist spät am Abend. Sie sind den richtigen Attacken ähnlich, ich esse schnell, fast automatisch, ohne jeden Genuss und voller Panik. Häufig ist es eine Reaktion auf etwas, das passiert ist. Der große Unterschied ist: Bei diesen Attacken kann ich von selbst aufhören.»

Zeitlupenattacken. «Diese Attacken erlebe ich zuhause, nicht im College. Ich kann sie schon kommen sehen. Eine Weile kämpfe ich dagegen an, dann aber gebe ich nach und habe ein angenehmes, fast freudiges Gefühl dabei. Die Spannung lässt nach, es gibt keinen Grund mehr zur Sorge. Diese Attacken genieße ich, zumindest anfangs. Ich wähle Lebensmittel aus, die ich mag und die ich mir sonst gar nicht oder nur in begrenzten Mengen gönne. Ich verbringe sogar einige Zeit mit der Vorbereitung. Und dann irgendwann fällt mir plötzlich auf, was für eine Idiotin ich bin und wie viel Gewicht ich zunehmen werde. Die Schuldgefühle sind umso größer, trotzdem verspüre ich den Zwang weiterzumachen.»

Bestimmte Gruppen von Menschen haben typische Essattacken. Patientinnen und Patienten mit Anorexia nervosa neigen zu kleinen, subjektiven Essattacken, die jedoch mit der gleichen Verzweiflung und dem gleichen Gefühl des Kontrollverlusts verbunden sind wie objektive Essattacken.

Menschen mit starkem Übergewicht (von denen viele unter einer Essstörung mit Essattacken leiden; siehe Kapitel 2) haben oft Attacken, bei denen Anfang und Ende nicht klar umrissen sind. Sie dauern meist länger als die Attacken bei Menschen mit Bulimia nervosa, können sich sogar über einen ganzen Tag hinziehen. Der Essvorgang selbst geht langsamer vonstatten und ist weniger von akuter Verzweiflung begleitet. Die verzehrten Mengen aber können enorm sein, und es gibt ein Gefühl des Kontrollverlusts. Scham und Schuldgefühle sind ebenso vorhanden wie die Tendenz, die Essattacken zu verheimlichen.

Vorher und nachher: Wie Essattacken beginnen und enden

Wenn Sie selbst Essattacken haben oder versuchen, sie bei anderen zu verstehen, werden Sie sich wahrscheinlich fragen, wie es überhaupt sein kann, dass ein Verhalten, das nur Gefühle der Abscheu und der Scham hinterlässt, immer wiederkehrt? Was Essprobleme verursacht und was sie aufrecht erhält, sind zwei tiefergehende Fragen, denen wir in Kapitel 7 ausführlich nachgehen werden. Wichtig sind aber auch die unmittelbaren Auslöser einzelner Essattacken. Welche Umstände können dazu führen, dass es zu einer Essattacke kommt?

Auslöser

Essattacken können verschiedene Auslöser haben. Eine 1982 in Australien durchgeführte Studie ergab eine recht heterogene Liste (siehe Kasten). Einige der häufigsten Auslöser werden in den folgenden Absätzen beschrieben.

Unangenehme Gefühle. «Essattacken fangen an, wenn ich müde, deprimiert oder einfach nur durcheinander bin. Ich fühle mich angespannt und panisch und irgendwie furchtbar leer. Ich versuche, den Drang zu essen abzuwehren, aber er wird immer stärker. Um endlich Erleichterung zu finden, weiß ich mir nicht anders zu helfen als mit dem Essen zu beginnen. Es betäubt die unangenehmen Gefühle. Es löscht aus, was mich durcheinander gebracht hat. Das Problem ist nur, dass andere unange-

Auslöser von Essattacken

Bei der detaillierten Analyse der Essattacken von 32 Patientinnen und Patienten, die in einer auf Essstörungen spezialisierten Klinik in Sydney behandelt wurden, kamen die zwölf folgenden Auslöser am häufigsten vor:

91%	Anspannung
84%	irgendetwas essen
78%	alleine sein
78%	Verlangen nach bestimmten Lebensmitteln
75%	Gedanken an Essen
72%	nach Hause kommen (von der Schule, von der Arbeit, von einem Ausflug)
59%	Langeweile und Einsamkeit
44%	Hungergefühl
44%	Alkohol trinken
25%	mit jemandem vom anderen Geschlecht ausgehen
22%	essen gehen
22%	zu einer Party gehen

Aus: Abraham & Beumont, 1982, S. 625–635.

nehme Empfindungen an ihre Stelle treten, ich fühle mich voll gestopft, schuldig und erschöpft.»

Essattacken können von unangenehmen Gefühlen aller Art ausgelöst werden. Depressive Stimmungen wirken besonders stark. Andere emotionale Auslöser sind Anspannung, Hoffnungslosigkeit, Einsamkeit, Langeweile, Reizbarkeit und Wut.

Sich dick fühlen. Sich dick zu fühlen ist eine besondere Art von unangenehmer Empfindung, die bei Menschen, die sich um ihre Figur Sorgen machen, weit verbreitet ist (siehe Kapitel 4). Auch sie kann Essattacken auslösen.

Gewichtszunahme. Die meisten Menschen, die um ihre Figur besorgt sind, reagieren negativ auf eine Gewichtszunahme. Jede Zunahme, und sei es nur ein halbes Kilogramm, kann zu negativen Reaktionen führen. Bei

Menschen, die zu Essattacken neigen, kann diese Reaktion darin bestehen, alle Bemühungen um Kontrolle aufzugeben und sich nun erst recht zu überessen.

Hunger durch Diäten. «Der Drang zu essen beginnt meist mittags an einem ‹normalen Tag›, also einem Tag, an dem ich versuche, gar nichts zu essen. Am Nachmittag nehmen die Gedanken ans Essen dann immer mehr Raum ein, bis gegen 16 Uhr meine Konzentrationsfähigkeit völlig dahin ist und ich nur noch ans Essen denken kann. Nach der Arbeit gehe ich dann gleich in den nächsten Laden.» – «Etwas, das mich immer wieder reinreitet, ist der Hunger. Anstatt ein wenig zu essen, um das Hungergefühl zu stillen, esse ich dann alles, was ich in die Finger bekommen kann. Fast kommt es mir so vor, als müsste ich dann alle Geschmacksrichtungen befriedigen und selbst Sachen essen, die ich eigentlich gar nicht mag.»

Viele der Betroffenen essen außerhalb ihrer Essattacken äußerst wenig. Dies trifft vor allem auf Menschen mit Bulimia nervosa zu. Hunger kann viele negative Auswirkungen haben. Auf jeden Fall steigt der körperliche ebenso wie der psychische Druck zu essen, und wenn sie erst einmal damit angefangen haben, fällt es Menschen, die zu Essattacken neigen, schwer, wieder damit aufzuhören.

Diätverstöße. Viele Menschen mit Essattacken halten Diät, und zwar auf eine ganz typische Art und Weise (siehe Kapitel 4). Ihre Regeln, wann und wie viel sie essen sollten, sind meist sehr streng. Auch darüber, was sie essen dürfen, haben sie genaue Vorstellungen, wobei manche Lebensmittel ganz verpönt sind, weil sie als «dick machend» angesehen werden. Verstöße gegen diese strengen Regeln stehen oft am Anfang einer Essattacke.

Ungeregelter Tagesablauf. Ein nur gering strukturierter Tagesablauf scheint Essattacken zu fördern, ein fester Ablauf dagegen eher vor ihnen zu schützen. Der Mangel an Struktur kann von Langeweile begleitet sein, eines der unangenehmen Gefühle, die Essattacken auslösen können.

Alleine sein. Wie bereits erwähnt, finden Essattacken fast immer heimlich statt. Für alle, die besonders stark zu Essattacken neigen, erhöht sich das Risiko durch das Alleinesein beträchtlich, da es dann keine soziale Hemmschwelle gibt. Das Risiko wird noch größer, wenn die Betroffenen sich gleichzeitig einsam fühlen.

Prämenstruelle Probleme. Manche Frauen berichten, dass ihnen die Kontrolle ihres Essverhaltens in den Tagen vor der Menstruation besonders schwer fällt. Es kann eine Reaktion auf körperliche Wahrnehmungen (sich aufgedunsen fühlen) oder negative Stimmungen (Niedergeschlagenheit und Reizbarkeit) dahinter stecken.

Alkohol. Alkohol scheint für Essattacken anfälliger zu machen. Dafür gibt es eine ganze Reihe von Erklärungen. Alkohol vermindert die Widerstandskraft gegen übermäßiges Verlangen und beeinträchtigt dadurch das Befolgen strenger Diätregeln. Das Vorhaben, nur einen Salat zu essen, wird z. B. nach ein paar Drinks bereitwilliger zugunsten einer ganzen Mahlzeit fallen gelassen. Alkohol beeinträchtigt auch das Urteilsvermögen und lässt die Betroffenen unterschätzen, wie schlecht sie sich fühlen werden, wenn sie gegen Diätregeln verstoßen haben. Außerdem führt Alkohol bei manchen Menschen zu depressiven Stimmungen und erhöht dadurch das Risiko für Essattacken.

Nachwirkungen von Essattacken

> Nach einer Essattacken fühle ich mich ängstlich und wütend. Angst macht einen großen Teil meiner Gefühle aus. Ich habe schreckliche Angst vor dem Gewicht, das ich zunehmen werde. Ich bin auch wütend auf mich selbst, weil ich mich wieder einmal gehen gelassen habe. Essattacken führen dazu, dass ich mich selbst hasse.

Fast alle Menschen kennen das Gefühl, sich überessen zu haben. Die meisten akzeptieren dies entweder als einmaliges «Über-die-Stränge-schlagen» ohne weitere Konsequenz oder haben Schuldgefühle und bereuen ihr Verhalten. Sie nehmen sich vielleicht vor, in den nächsten Tagen etwas kürzer zu treten oder mehr Sport zu treiben, doch damit enden auch schon ihre Selbstvorwürfe und die Versuche der Wiedergutmachung.

Die Nachwirkungen einer Essattacke dagegen sind völlig anders. Die Betroffenen erleben vorübergehend durchaus auch positive Gefühle, z. B. große Erleichterung. Hunger und Entbehrung sind überwunden, und auch die Depressionen oder Ängste, die zum Einsetzen der Essattacke beigetragen haben, sind vertrieben. An die Stelle dieser positiven Effekte treten jedoch bald Gefühle von Schuld, Abscheu und Scham. Oft setzten Depressionen ein, die Betroffenen fragen sich, ob sie je in der Lage sein werden, ihre Essverhalten unter Kontrolle zu bringen, und sind durch und durch hoffnungslos. Auch die Angst vor einer möglichen Gewichtszunahme durch die Essattacke spielt eine große Rolle. Verstärkt werden diese negativen Gefühle durch die körperlichen Nachwirkungen von Essattacken. Erschöpfung und Magenschmerzen sind besonders weit verbreitet. Die Angst vor einer Gewichtszunahme kann so übermächtig sein, dass manche Menschen zu extremen Gegenmitteln greifen (siehe Kapitel 4). Diese kompensatorischen Verhaltensweisen sind es, die bloße Essattacken von regelrechten Essstörungen unterscheiden. Im nächsten Kapitel wollen wir diese Störungen beschreiben.

2. Essattacken, Essstörungen und Übergewicht

Dass in der westlichen Welt Probleme mit dem Essen weit verbreitet sind, ist heute allgemein bekannt. Die meisten von uns kennen Begriffe wie «Brechsucht» oder «Magersucht». Ja, sie sind so gründlich in den allgemeinen Sprachgebrauch übergegangen, dass «magersüchtig» oft mit «untergewichtig» gleich gesetzt wird. Dabei hat sich die wahre Bedeutung dieser Begriffe verwischt. Zahllose Artikel in populären Zeitschriften werfen munter mit Fachbegriffen wie «Essprobleme» und «Essstörungen» um sich und benutzen sie austauschbar ohne Berücksichtigung der wichtigen Unterschiede. In Wahrheit ist ein «Essproblem» ebenso wenig mit einer «Essstörung» gleich zu setzen wie «magersüchtig» mit «äußerst dünn». Doch was genau ist ein Essproblem? Und wann wird es zur Essstörung?

Die Grundlagen für die Beantwortung dieser Frage legten wir in Kapitel 1, als wir den Unterschied zwischen bloßem Überessen und einer regelrechten Essattacke erklärten. Dort anknüpfend, wollen wir uns jetzt anschauen, wie Psychiatrie und Psychologie Probleme mit Essattacken einordnen, wie diese Attacken mit den verschiedenen Essstörungen zusammenhängen und welche Rolle das Übergewicht dabei spielt.

«Essprobleme» und «Essstörungen»

Die große Mehrheit der Menschen, die gelegentlich einmal zu viel essen, hat weder ein Essproblem noch eine Essstörung. Dass sie sich überessen, tritt nur gelegentlich und nicht regelmäßig auf, es ist nicht mit dem Verzehr ungewöhnlich großer Lebensmittelmengen verbunden und beeinträchtigt auch nicht ihre Lebensqualität. Es gibt aber auch eine durchaus bedeutsame Anzahl von Menschen, deren Essverhalten ihre Lebensqualität beeinträchtigt. Sie haben regelmäßige Essattacken, erleben dabei intensive Verzweiflungsgefühle, und ihre körperliche wie psychische Gesundheit ist in Mitleidenschaft gezogen. Diese Menschen haben ein *Essproblem*.

Viele Menschen mit Essattacken erfüllen auch die Kriterien für eine der beiden *Essstörungen*, *Bulimia nervosa* oder der relativ «neuen» *Binge Eating-Störung (BES)*. Auch wenn nicht alle Symptome mit den Kriterien übereinstimmen, kann ihr Verhalten doch an diese Störungen erinnern. Auf eine kleine Minderheit der Fälle treffen andere Diagnosen zu, darunter die der Essstörung *Anorexia nervosa*; andere Essstörungen sind noch nicht ausreichend erforscht worden, um eindeutig charakterisiert zu werden (siehe **Abbildung 2.1**).

In diesem Kapitel wollen wir klären, was Psychiatrie und Psychologie meinen, wenn sie von Bulimia nervosa, Binge Eating-Störung und Anorexia nervosa sprechen.

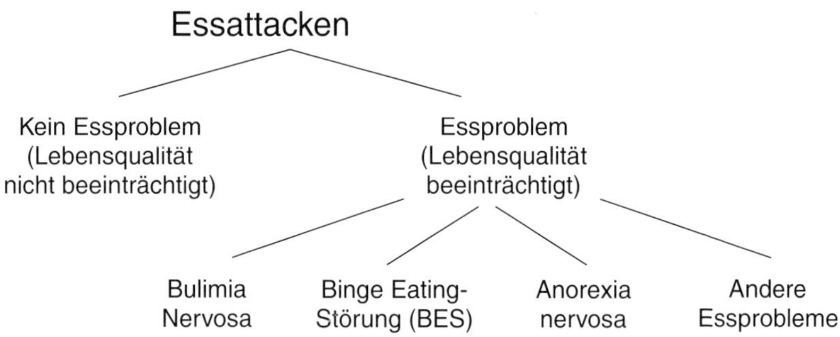

Abbildung 2.1 Einordnung von Essattacken.

Bulimia nervosa

Bulimia nervosa, ursprünglich einfach unter der Bezeichnung «Bulimie» bekannt, hat erst in den letzten 30 Jahren medizinische Aufmerksamkeit erfahren. Im Kasten finden Sie einen Überblick über die Geschichte der Störung.

Die heute gebräuchlichen Diagnosekriterien unterscheiden sich in kleineren Details, nennen letztlich aber alle drei Voraussetzungen für die Diagnose von Bulimia nervosa:

1. Es müssen häufige, objektive Essattacken vorliegen, bei denen ungewöhnlich große Lebensmittelmengen verzehrt werden und die mit einem Gefühl des Kontrollverlusts einhergehen.
2. Es werden regelmäßig drastische Maßnahmen ergriffen, um zu verhindern, dass die aufgenommene Nahrung zur Gewichtszunahme führt. Zu diesen Maßnahmen gehören selbst herbeigeführtes Erbrechen, Missbrauch von Abführmitteln oder Diuretika, übermäßige körperliche Anstrengungen zum Verbrennen der Kalorien, extreme Diäten oder Fasten.
3. Die Sorge um Figur oder Gewicht (siehe Kapitel 4) geht über eine bloße Unzufriedenheit mit dem eigenen Äußeren («sich dick fühlen») weit hinaus und beherrscht letztlich das gesamte Leben.

Eine weitere Voraussetzung ist, dass keine Anorexia nervosa vorliegt, eine andere Essstörung, die wir in einem späteren Abschnitt dieses Kapitels beschreiben wollen. Für die Diagnose bedeutet dies vor allem, dass die betreffenden Personen nicht extrem untergewichtig sind. Bei der großen

Kurze Geschichte der Essstörung Bulimia nervosa

- 1976 – Berichte über «Bulimarexia» bei amerikanischen College-Studentinnen (siehe Kapitel 3).
- 1979 – Veröffentlichung der klassischen Arbeit von Professor Gerald Russel: «Bulimia nervosa: Eine ungewöhnliche Variante von Anorexia nervosa.» In dieser Arbeit wird die Störung zum ersten Mal beschrieben und der bis heute gültige Begriff eingeführt.
- 1980 – «Bulimie» wird in das *Diagnostische und Statistische Manual Psychischer Störungen (DSM-III)* aufgenommen.
- 1980/82 – Studien in den USA und Großbritannien weisen auf eine weite Verbreitung von Bulimia nervosa hin (siehe Kapitel 3).
- 1981/82 – Kognitive Verhaltenstherapie und medikamentöse Therapie mit Antidepressiva werden als viel versprechende Behandlungsformen beschrieben (siehe Kapitel 8).
- 1987 – «Bulimie» wird in Übereinstimmung mit Russells ursprünglichem Konzept in der revidierten Ausgabe des *Diagnostischen und Statistischen Manual Psychischer Störungen (DSM-III-R)* neu definiert und in «Bulimia nervosa» umbenannt.

Mehrheit aller Patientinnen und Patienten mit Bulimia nervosa liegt das Körpergewicht im gesunden Bereich (definiert durch einen Body-Mass-Index zwischen 20 und 25; siehe Anhang I).

Wie in Kapitel 3 angesprochen, tritt Bulimia nervosa vor allem bei Frauen auf. Die meisten von ihnen sind zwischen 20 und30 Jahre alt. Probleme mit dem Essen beginnen jedoch meist schon in der Pubertät mit dem ersten Einhalten strenger Diäten. In etwa einem Viertel der Fälle kann dies so extrem sein, dass es zunächst zu Anorexia nervosa kommt, aus der sich dann später Bulimia nervosa entwickelt. Die diagnostischen Regeln schreiben zwar vor, dass beide Störungen nicht gleichzeitig auftreten können, trotzdem sind beide eng miteinander verwandt.

Menschen mit Bulimia nervosa haben chaotische Essgewohnheiten. Per Definition haben sie häufige, objektive Essattacken. Typischerweise treten diese Essattacken im Zusammenhang mit extremen Diäten auf. Manche essen zwischen ihren Essattacken so gut wie gar nichts, die meisten anderen halten streng Diät. Viele zwingen sich nach den Essattacken zum Erbrechen, um die verzehrten Lebensmittel wieder loszuwerden. Oder es werden Abführmittel oder Diuretika eingenommen, damit der Körper die Lebensmittel nicht verdauen kann. Hat sich dieses Muster erst einmal festgesetzt, scheint es eine Eigendynamik zu entwickeln, auch wenn der Schweregrad erheblich schwanken kann. Wenn die Betroffenen professionellen Rat suchen, haben sie oft schon viele Jahre des gestörten Essverhaltens hinter sich.

Binge Eating-Störung

Die Binge Eating-Störung ist die zweite Essstörung, bei der Essattacken eine zentrale Rolle spielen. Es handelt sich um einen relativ neuen Krankheitsbegriff, dessen Status teilweise noch umstritten ist.

In den späten 1950er Jahren bemerkte Dr. Albert Stunkard von der *University of Pennsylvania*, dass manche übergewichtigen Menschen große Probleme mit Essattacken hatten. Bis in die Mitte der 1980er Jahre wurde diese Beobachtung weitgehend ignoriert oder vergessen; schließlich wies aber doch vieles darauf hin, dass ein Teil der Patientinnen und Patienten, die wegen starken Übergewichts in Behandlung kamen, Probleme mit Essattacken hatten, meist aber nicht die Kriterien von Bulimia nervosa erfüllten. Etwa um die gleiche Zeit stellte sich in wissenschaftlichen Studien zur Häufigkeit von Bulimia nervosa heraus, dass die Mehrheit der Versuchspersonen mit Essattacken keine Bulimia nervosa hatten (siehe Kapitel 3). Diese Ergebnisse führten eine von Dr. Robert Spitzer von der *Columbia University* geleitete Forschungsgruppe zu dem Schluss, dass diese Menschen an einer eigenständigen Essstörung leiden, die sich von Bulimia nervosa deutlich unterscheiden lässt. Anfangs sprachen sie vom *pathologischen Syndrom des Überessens*, später fand man die weniger umständliche Bezeichnung *Binge Eating-Störung*. (Der englische Begriff «binge», ursprünglich eine Bezeichnung für Trinkexzesse, wurde hier aufs Essen übertragen; im Deutschen ist die englische Bezeichnung der Störung und die Abkürzung BES geläufig.)

Menschen mit einer Binge Eating-Störung haben wiederholte Essattacken, greifen jedoch nicht zu den extremen Maßnahmen zur Gewichtskontrolle, wie wir sie von Menschen mit Bulimia nervosa kennen. In der Vergangenheit wurde in diesem Zusammenhang vielfach von *zwanghaftem Essen* gesprochen, wobei es sich aber nicht um einen anerkannten Fachbegriff handelt. Klinische Erfahrung und wissenschaftliche Forschung lassen vermuten, dass die Binge Eating-Störung weiter verbreitet ist als Bulimia nervosa. Außerdem sind in stärkerem Maße auch Männer betroffen, das Risiko scheint bei Afroamerikaner ebenso hoch zu sein wie bei Weißen, und die Altersverteilung ist wesentlich breiter gestreut. Von Teenagern bis zu Menschen über sechzig sind alle Altersgruppen vertreten, die meisten Betroffenen sind zwischen 40 und 50 Jahre alt.

Dass *alle* Menschen mit Essattacken auch Übergewicht haben, ist ein weit verbreiteter Irrtum. Entsprechende Studien haben ergeben, dass nur etwa die Hälfte der Betroffenen übergewichtig sind (definiert durch einen Body-Mass-Index von 27 oder mehr; siehe Anhang I); allerdings sind die Patientinnen und Patienten, die professionelle Hilfe suchen, oft gleichzeitig übergewichtig.

Anorexia nervosa

Die meisten von uns haben schon irgendwann einmal von Anorexia nervosa, der so genannten «Magersucht», gehört – vielleicht weil in den Zeitungen von tragischen Todesfällen im Zusammenhang mit dieser Störung berichtet wurde oder weil die Anzeichen so offensichtlich sind. Obgleich Anorexia nervosa sich von Bulimia nervosa und Binge Eating-Störung in mehreren wichtigen Aspekten unterscheidet, ist diese Störung vor allem mit Bulimia nervosa eng verwandt.

Zwei wichtige Kriterien müssen erfüllt sein, damit Anorexia nervosa diagnostiziert werden kann:

1. Es muss deutliches Untergewicht vorliegen, das auf eigene Bemühungen zurückgeführt werden kann.[1]
2. Die Fähigkeit, die eigene Nahrungsaufnahme streng zu reglementieren, und die ständige Sorge um das eigene Gewicht beherrschen die Gedanken. Typisch ist eine geradezu panische Angst, zuzunehmen und dick zu werden. Ja, viele Menschen mit Anorexia nervosa halten sich trotz ihres Untergewichts für «fett». Aus diesem Grund wird manchmal von einer «morbiden Angst vorm Dicksein» oder einer «Gewichtsphobie» gesprochen. Die strengen Diäten, denen sie sich ständig unterwerfen, sind durch ein «unermüdliches Streben nach Dünnsein» angetrieben. Die starke gedankliche Beschäftigung mit dem eigenen Gewicht erinnert an Bulimia nervosa.

Anorexia nervosa betrifft vor allem junge Mädchen und Frauen. Ihr geringes Gewicht erzielen sie, indem sie extrem wenig essen – und manchmal auch, indem sie extrem viel Sport treiben. Sie meiden alle Lebensmittel, die sie für «Dickmacher» halten, und gelegentlich fasten sie auch. Etwa ein Viertel der Betroffenen hat Essattacken, bei denen sie die sonst so unerbittlich aufrecht erhaltene Kontrolle über die eigene Nahrungsaufnahme verlieren. Diese «Essattacken» sind meist nicht besonders umfangreich und können nach der in Kapitel 1 vorgestellten Definition als subjektive Essattacken gelten. Abgesehen von ihrem Umfang erfüllen sie nämlich alle anderen typischen Merkmale: Sie sind von einem Gefühl des Kontrollverlusts begleitet, und die betroffene Person selbst sieht die verzehrte Menge als übermäßig groß an. Solche subjektiven Essattacken bestehen zwar manchmal nur aus ein paar Keksen, für die meisten Menschen mit Anorexia nervosa ist dies jedoch eine ungewöhnlich große Nahrungsmenge. Typisch sind außerdem Gefühle der Verzweiflung, der Scham und des schlechten Gewissens.

Die Einordnung und Beschreibung von Essproblemen ist ein andauernder Prozess. Sicherlich wird die zukünftige Forschung weitere Probleme erhellen, die in der heutigen wissenschaftlichen Literatur noch nicht beschrieben sind. Sie wird uns außerdem helfen, Bulimia nervosa, Binge

1 Was ist «deutliches Untergewicht»? Die Definitionen sind unterschiedlich, doch kann man davon ausgehen, dass bei einem Body-Mass-Index (BMI) unter 18 (siehe Anhang I) ein solches Untergewicht vorliegt und die Schwelle zu Anorexia nervosa erreicht ist.

Eating-Störung und Anorexia nervosa besser zu verstehen. Bis dahin können Ihnen die allgemeinen Definitionen in diesem Kapitel helfen zu bestimmen, ob diese Diagnose auf Sie zutrifft. Falls dies so ist, können Sie sicher sein, dass Sie damit nicht alleine sind. Kapitel 3 wird dies näher verdeutlichen.

3. Wer hat Essattacken?

Für Menschen mit Essattacken ist diese Frage von großem Interesse. Mögen die Medien auch noch so breit über Essprobleme berichten, viele der Betroffenen fühlen sich mit dem von ihnen selbst als peinlich empfundenen Verhalten allein. Das Gefühl der Isolation verstärkt sich immer mehr und hält die Betroffenen davon ab, Hilfe zu suchen. Falls Sie unter Essattacken leiden, hoffe ich, dass die folgenden Seiten das Gefühl der Isolation vertreiben und den Weg zur Genesung freimachen können.

Als Erstes müssen wir uns allerdings klarmachen, dass gerade die Gefühle der Scham und Isolation und die daraus folgende Verheimlichung von Essproblemen es der Forschung schwer machen, genauere Zahlen über die Häufigkeit von Essattacken zu ermitteln. Weil relativ wenig Menschen von sich aus eine Behandlung einfordern, ist es viel schwieriger, die Häufigkeit von Essattacken zu bestimmen, als etwa die Fälle von Masern oder Arthritis zu zählen. Wie viele Menschen tatsächlich Essattacken haben, ist also bis heute nicht klar. Unter diesem Vorbehalt wollen wir uns nun dem zuwenden, was man über die Verbreitung von Essattacken weiß.

Das Aufkommen von Bulimia nervosa

Die Essstörung Bulimia nervosa wurde Mitte der 1970er Jahre bekannt. Die ersten Hinweise fanden sich in Berichten, die das Vorkommen von «Bulimarexia» oder «Ess-Brech-Sucht» bei amerikanischen College-Studentinnen beschrieben. Durch den 1979 erschienenen Artikel mit dem Titel: «Bulimia nervosa: eine ungewöhnliche Variante der Anorexia nervosa» von Professor Gerald Russell aus London, einem angesehenen Experten zum Thema Anorexia nervosa, errang die Störung größere Aufmerksamkeit. In seinem Artikel beschrieb Russell die Symptome von 30 Patientinnen und Patienten (28 Frauen und zwei Männern), die er zwischen 1972 und 1978 behandelt hatte. Diese Patientinnen und Patienten hatten Bulimia nervosa, wie wir sie heute kennen.

Zur gleichen Zeit betreute ich in Edinburgh eine ähnliche Gruppe von Patientinnen und Patienten. Das auffälligste an ihnen war, dass sie dachten, sie wären die einzigen mit diesen Problemen auf der Welt, nur sie allein hätten wiederholte Essanfälle mit selbst herbeigeführtem Erbrechen oder der Einnahme von Abführmitteln. Damals war das nicht weiter überraschend, denn Bulimia nervosa war noch nicht in der Öffentlichkeit bekannt. Auch von Essattacken hatte man bis dahin kaum etwas gehört.

Die meisten meiner Edinburgher Patientinnen und Patienten hatten ihre Probleme viele Jahre lang erfolgreich geheim gehalten. Dahinter steckten Scham und Selbstverachtung, aber auch die Überzeugung, dass man ohnehin nichts tun könne, um ihnen bei der Überwindung ihrer Probleme zu helfen. Das Geheimhalten war nicht allzu schwierig, da die meisten ein unauffälliges Körpergewicht hatten und in Gesellschaft anderer immer noch gut in der Lage waren, relativ normal zu essen. Ihre Essattacken fanden heimlich statt. Einige berichteten, irgendwann hätten sie ihren ganzen Mut zusammen genommen und sich ihrem Hausarzt oder ihrer Hausärztin anvertraut, nur um sich anhören zu müssen, sie könnten unmöglich Probleme mit dem Essen haben, ihr Gewicht sei ja völlig normal.

Dass sich Bulimia nervosa über viele Jahre verbergen ließ, deutete darauf hin, dass es vielleicht doch keine so ungewöhnliche Variante von Anorexia nervosa war wie von Professor Russell angenommen. Handelte es sich vielmehr um ein eigenständiges Krankheitsbild? Ich überlegte, wie ich dieser Frage nachgehen und weitere Fälle aufspüren könnte.

Die Lösung lag in einer Zusammenarbeit mit der Zeitschrift *Cosmopolitan*. Da Menschen mit Bulimia nervosa großen Wert auf ihr Äußeres legten und die meisten junge Frauen zu sein schienen, ging ich davon aus, dass viele Betroffene diese Zeitschrift lasen. Also bat ich um die Veröffentlichung eines kurzen Artikels, der dann tatsächlich in der Zeitschrift vom April 1980 in der britischen Ausgabe von *Cosmopolitan* erschien (siehe **Abbildung 3.1**). Das Ergebnis war dramatisch. Innerhalb weniger Tage bekam ich Briefe von mehr als tausend Frauen, von denen die Mehrheit sicher glaubte, an Bulimia nervosa erkrankt zu sein (Ergebnisse der Studie siehe Kasten).

Mehr oder weniger gleichzeitig bekamen Dr. Craig Johnson und seine Mitarbeiter/innen auf die Veröffentlichung mehrerer populärer Artikel über Bulimia nervosa hin zahlreiche Zuschriften Hilfe suchender Betroffener. Auch sie schickten Fragebögen aus und ermittelten auf diese Weise

Neue Essstörung

Fachleute sind besorgt über das mögliche Aufkommen einer neuen Essstörung, die vor allem junge Frauen und Mädchen zu betreffen scheint. Zu den typischen Merkmalen gehören häufiges, selbst herbeigeführtes, heimliches Erbrechen und eine tiefsitzende Angst, dick zu werden.

Die Betroffenen haben immer wieder ein unwiderstehliches Verlangen, große Mengen zu essen und trinken, halten ihr Gewicht aber im normalen Bereich, indem sie sich zum Erbrechen zwingen.

Die Störung ist schwer zu behandeln – und viele Hausärzte sind mit den Symptomen und Gefahren nicht vertraut –, doch selbst in milder Form kann sie mit schwerwiegenden körperlichen und psychischen Folgen verbunden sein.

Um die Störung in Zukunft besser behandeln zu können, muss erst einmal mehr darüber geforscht werden. Alle, die meinen, die Beschreibung könnte auf sie zutreffen, können dabei helfen, indem sie einen Fragebogen ausfüllen, der selbstverständlich vertraulich behandelt wird.

Abbildung 3.1 Der kurze Artikel in der *Cosmopolitan* (Gesundheitsseite, April 1980)

Die *Cosmopolitan*-Studie

Um herauszufinden, ob es sich bei Bulimia nervosa um ein eigenständiges, bisher noch unerkanntes Krankheitsbild handelt, wurde auf der Gesundheitsseite der Frauenzeitschrift *Cosmopolitan* (britische Ausgabe April 1980) ein kurzer Artikel veröffentlicht (siehe Abbildung 3.1). Alle, die meinten, dass die beschriebene Symptomatik (selbst herbeigeführtes Erbrechen als Mittel der Gewichtskontrolle) auf sie zutreffen könnte, wurden gebeten, sich zu melden und einen Fragebogen auszufüllen. Das selbst herbeigeführte Erbrechen wurde als Leitsymptom ausgewählt, da es von allen drei Kernmerkmalen der Störung am eindeutigsten ist (siehe Kapitel 2).

Innerhalb weniger Tagen trafen mehr als tausend Antworten ein. Den ersten 800 Einsenderinnen wurde ein Fragebogen zugeschickt, in dem Informationen über Gewicht und Essgewohnheiten sowie

Einstellungen zu Figur und Gewicht abgefragt wurden. 669 Fragebögen (84%) kamen vollständig ausgefüllt zurück. Aufgrund der darin angekreuzten Antworten war klar, dass 499 von ihnen mit hoher Wahrscheinlichkeit an Bulimia nervosa litten.

Alle 499 waren Frauen (aber der Artikel war ja auch in einer Frauenzeitschrift erschienen). Ihr Durchschnittsalter lag bei 24 Jahren, zwei Drittel waren zwischen 20 und 30 Jahre alt. Über drei Viertel (83%) hatten ein Körpergewicht, das angesichts ihres Alters und ihrer Körpergröße als normal gelten konnte. Die meisten hatten schon als Teenager Essprobleme gehabt. Im Durchschnitt war es seit fünf Jahren regelmäßig zu Essattacken gekommen. Ein Viertel (27%) berichtete, mindestens einmal am Tag eine Essattacke zu haben, über die Hälfte (56%) erbrach sich täglich. 19 Prozent missbrauchten Abführmittel.

Das Ausmaß der Verzweiflung, von dem diese Frauen berichteten, war erdrückend. Viele schrieben ausführliche Briefe, in denen sie eindringlich um Hilfe baten. Zwei Drittel (68%) litten unter Depressionen und Angstsymptomen klinisch signifikanten Ausmaßes. Die meisten äußerten sich überrascht und erleichtert darüber, dass sie offenbar nicht die einzigen waren, die mit dem Problem zu kämpfen hatten.

Obgleich die Hälfte der Frauen der Meinung war, dass sie auf jeden Fall medizinische Hilfe brauchten, bekamen nur 2,5% irgendeine Form von Behandlung. Von denen, die sich dringend Hilfe wünschten, hatten weniger als die Hälfte (43%) je mit einem Arzt oder einer Ärztin über das Problem gesprochen.

Alle Ergebnisse dieser Studie sprachen dafür, dass es sich bei Bulimia nervosa um eine bedeutende, weithin unentdeckte Essstörung handelt.

Aus: Fairburn & Cooper 1982, S. 1153–1155.

361 Fälle von Bulimia nervosa (damals in den USA noch «Bulimie» genannt). Diese waren denen aus der *Cosmopolitan*-Studie sehr ähnlich, doch gab es einige seltsame, unerklärliche Unterschiede zwischen den beiden Stichproben (siehe **Tabelle 3.1**).

Zur gleichen Zeit führten Dr. Katherine Halmi und ihre Mitarbeiter/innen von der *Cornell University* in New York eine Untersuchung über Essattacken bei Studentinnen und Studenten durch, die an Kursen wäh-

Tabelle 3.1 Vergleich von zwei frühen Untersuchungen zum Thema Bulimia nervosa.

	Britische Stichprobe	Amerikanische Stichprobe
Alter (in Jahren)	23,8	23,7
Familienstand		
verheiratet (%)	20,7	18,4
Essattacken*		
Alter beim Einsetzen (Jahre)	18,4	18,1
Dauer (Jahre)	5,2	5,4
Häufigkeit mindestens täglich (%)	27,2	50,0
Selbst herbeigeführtes Erbrechen		
Häufigkeit mindestens täglich (%)	56,1	45,7
Abführmittelmissbrauch		
Regelmäßiger Missbrauch(%)	18,8	33,0
Gewicht		
Normalgewicht*(%)	83,2	61,6
Jemals Übergewicht (%)	45,2	50,1
Zyklusstörungen (%)	46,6	50,7

*Es wurden unterschiedliche Definitionen zugrunde gelegt.
Aus: Fairburn & Cooper, 1982, S. 1153–1155; Johnson et al., 1983.

rend der Sommerferien teilnahmen. Über zehn Prozent berichteten von schwer wiegenden Problemen mit Essattacken, die große Mehrheit war weiblich, und fast zwei Prozent zwangen sich mindestens einmal in der Woche anschließend zum Erbrechen. Im Nachhinein erscheint es wahrscheinlich, dass viele von ihnen unter Bulimia nervosa litten.

Seit der Durchführung dieser ersten Studien wurde Bulimia nervosa als eigenständige Essstörung anerkannt, die man in einer großen Anzahl von Ländern findet, und zwar vor allem in den Ländern, in denen auch Anorexia nervosa häufig vorkommt. Besonders verbreitet ist sie in Nordamerika, Westeuropa, Australien und Neuseeland. Auch in mitteleuropäischen Ländern wie der Republik Tschechien scheint sie auf dem Vormarsch zu sein.

Warum so viele Fälle unentdeckt und unbehandelt bleiben

Schon bei der *Cosmopolitan*-Studie aus dem Jahre 1980 zeigte sich, dass nur 2,5 Prozent all derer, die unter unter Bulimia nervosa litten, auch in Behandlung waren – eine Situation, die sich seitdem kaum verändert hat. So stellte man z. B. in einer neueren britischen Studie fest, dass von 50 Fällen mit schwerer Bulimia nervosa nur sechs (zwölf Prozent) behandelt wurden, obwohl über die Hälfte der Betroffenen der Meinung war, professionelle Hilfe zu brauchen. Eine groß angelegte Studie über psychische Probleme von Teenagern in New Jersey kam zu ähnlichen Ergebnissen: Von den Teenagern mit Bulimia nervosa hatten nur wenige je mit einer Ärztin oder einem Arzt darüber gesprochen, obwohl ihr tägliches Leben von der Essstörung stark beeinträchtigt war. Ja, es stellte sich heraus, dass Bulimia nervosa von allen psychischen Problemen, die in der Studie behandelt wurden (außer Essstörungen noch Depressionen, Panik-, Angst- und Zwangsstörungen) mit der niedrigsten Behandlungsrate verbunden war. Und es gibt starke Hinweise darauf, dass dies in gleichem Maße für die Binge Eating-Störung gilt.

Warum sind so wenige Menschen mit Essattacken in Behandlung? Dafür gibt es viele Gründe:

1. Essattacken sind mit Scham- und Schuldgefühlen verbunden. Sobald sie Hilfe suchen, gehen die Betroffenen das Risiko ein, dass andere von ihrem Problem erfahren – und das nach vielen Jahren mühevoller Geheimhaltung mit Hilfe aller möglichen Tricks und Täuschungsmanöver.
2. Viele hoffen, das Problem würde von allein wieder verschwinden.
3. Manche glauben, ihr Problem sei nicht gravierend genug, um eine professionelle Behandlung zu rechtfertigen – oder sie hätten es nicht verdient, Hilfe zu bekommen.
4. Möglicherweise sind auch finanzielle Barrieren im Spiel. Die Betroffenen sind verunsichert, ob es sich bei ihrem Problem um eine medizinische Erkrankung handelt und ihre Krankenkasse eine Therapie bezahlen würde.
5. Manche haben Hemmungen, ihrem Arzt oder ihrer Ärztin von ihren Problemen zu erzählen. Vielleicht waren sie schon wegen körperlicher Symptome (z. B. Zyklusstörungen; siehe Kapitel 5) in Behandlung, die möglicherweise eine Folge der Essprobleme waren, haben den Arzt oder die Ärztin aber über die wahren Ursachen im Dunkeln gelassen. Immer wieder hört man von Betroffenen, sie seien mit der festen Absicht in die

Arztpraxis gegangen, das Problem endlich anzusprechen, hätten aber im letzten Augenblick doch den Mut verloren.
6. Manche Ärztinnen und Ärzte machen es den Betroffenen schwer, Essprobleme anzusprechen, indem sie diese z. B. nicht ernst nehmen oder herunterspielen.
7. Manche Ärztinnen und Ärzte erfahren von dem Problem, unternehmen aber trotzdem nichts; möglicherweise verkennen sie den Ernst der Lage, haben keine Ahnung, was zu tun ist, oder wissen nicht, an welche Fachleute sie die Betroffenen überweisen sollen.
8. Manche Ärztinnen und Ärzte reagieren mit unzureichenden Maßnahmen, z. B. indem sie Informationsblätter mit Ernährungsempfehlungen verteilen und es dabei bewenden lassen.

Die Tatsache, dass nur ein so kleiner Anteil aller Menschen mit Essattacken professionelle Hilfe bekommt, vergrößert den Bedarf an anderen Hilfsquellen – eine davon wird in Form eines Selbsthilfeprogramms in Teil II dieses Buches angeboten. Deshalb ist es auch schwierig, zuverlässige Antworten auf die Frage nach der Häufigkeit von Essattacken zu geben; in den Statistiken von Kliniken und Krankenhäusern jedenfalls wird das Ausmaß des Problems mit Sicherheit unterschätzt. Aus diesem Grund hat man versucht herauszufinden, wie häufig das Problem in der Allgemeinbevölkerung auftritt.

Untersuchungen über die Allgemeinbevölkerung

Seit 1980 sind weltweit mehr als 60 Studien über die Häufigkeit von Bulimia nervosa durchgeführt worden. Auch die Häufigkeit von Essattacken wurde dabei ermittelt. Die Studien konzentrierten sich hauptsächlich auf Frauen im Alter von 14 bis 40 Jahren, da diese als Gruppe mit dem größten Risiko gelten. Die meisten Studien arbeiteten mit einfachen Fragebögen. Zu den wichtigsten Ergebnissen gehörte, dass viele Frauen von Essattacken berichteten. In allen Studien lag der Anteil der Betroffenen über einem Drittel, 16 Prozent gaben an, mindestens einmal pro Woche eine Essattacke zu erleben. Diese Zahlen sind bemerkenswert hoch. Kann man ihnen trauen?

Aus einer Reihe von Gründen muss die Verlässlichkeit dieser Zahlen angezweifelt werden. Zum einen legten die meisten Studien nicht die formale Definition der *American Psychiatric Association* (siehe Kapitel 1) zugrunde, sondern stellten allgemeine Fragen wie: «Haben Sie Essattacken?» und nahmen die Antworten mehr oder weniger für bare Münze. Die Zahlen spiegeln deshalb eher jegliche Formen des subjektiv empfundenen Überessens wider als tatsächliche Essattacken. Zum anderen konzentrierten sich viele Studien ausschließlich auf Studentinnen, die nicht unbedingt für alle jungen Frauen repräsentativ sein müssen.

Verlässlicher sind die wenigen Studien, die Stichproben aus der Allgemeinbevölkerung bildeten und diese auf ihr Essverhalten hin befragten. In den meisten Fällen bestand das Ziel darin, die Häufigkeit von Bulimia nervosa zu ermitteln. Interessanterweise erbrachten diese Studien relativ konsistente Ergebnisse, nach denen etwa ein bis zwei Prozent aller jungen erwachsenen Frauen von Bulimia nervosa betroffen waren. Nur wenige Studien haben die Häufigkeit von Essattacken zu ermitteln versucht. Eine Ausnahme, eine Studie aus Oxfordshire in England, stellte fest, dass von allen befragten Frauen zwischen 16 und 35 Jahren zehn Prozent mindestens einmal monatlich und drei Prozent mindestens einmal wöchentlich Essattacken hatten. Diese Zahlen sind deutlich geringer als die in früheren Studien erhobenen, doch spricht alles dafür, dass sie verlässlicher sind, weil die Diagnose durch persönliche Befragung erhoben und die formale Definition von Essattacken zugrunde gelegt wurde, die zurzeit der früheren Studien noch nicht zur Verfügung stand.

Insgesamt scheinen also ein bis zwei Prozent aller jungen erwachsenen Frauen unter Bulimia nervosa und etwa drei Prozent unter regelmäßigen Essattacken zu leiden. Angesichts der Tatsache, dass Probleme mit Essattacken oft schon seit vielen Jahre bestehen und die Lebensqualität der Betroffenen (siehe Kapitel 4) ebenso wie ihre körperliche Gesundheit (siehe Kapitel 5) erheblich beeinträchtigen können, sind diese Zahlen Besorgnis erregend.

Studien über andere demografische Gruppen

Mit Hilfe der bisher erwähnten Studien haben wir uns vor allem ein Bild über die Häufigkeit von Bulimia nervosa bei jungen erwachsenen Frauen machen können, doch sind Essstörungen, wie wir wissen, keineswegs auf diese Gruppe beschränkt.

behandelt worden waren, erlitten, wie bereits erwähnt, tendenziell eher Rückfälle.) Dieses Ergebnis legt nahe, dass die interpersonale Psychotherapie einen verzögerten Effekt haben kann, der sich auf lange Sicht mit dem der kognitiven Verhaltenstherapie durchaus messen kann. Eine Forschungsgruppe von der *Stanford University* hat interessanterweise eine auf der interpersonalen Psychotherapie basierende Gruppentherapie als vielversprechende Behandlung für Essattacken darstellen können, obwohl die langfristigen Auswirkungen nicht ganz so positiv waren.

Gruppentherapie

Aus verschiedenen Gründen könnte man auch von der Gruppentherapie positive Ansätze zur Behandlung von Menschen mit Essattacken erwarten. Vor allem wirkt sie der Vorstellung vieler Betroffener entgegen, der einzige Mensch mit dieser Art von Problem zu sein. Unter qualifizierter Anleitung regt sie zum Erfahrungsaustausch an, durch den die einzelnen Mitglieder der Gruppe voneinander lernen können. Und da viele Informationen und Ratschläge für alle Betroffenen gelten, ist es praktisch, sie gleich einer ganzen Gruppe zu vermitteln.

Leider gibt es bisher nur einen direkten Vergleich von Gruppen- und Einzeltherapie, und dieser weist noch so so viele Lücken auf, dass wir über die jeweiligen Vorteile dieser Therapieformen bis heute keine wirklich gesicherten Aussagen treffen können. Nach dem heutigen Kenntnisstand scheint die Gruppentherapie etwas weniger effektiv zu sein. Außerdem sind nicht alle Betroffenen bereit, sich auf eine Gruppentherapie einzulassen. Was ihr Problem betrifft, sind sie so sensibel, dass sie sich nicht vorstellen können, in Gegenwart anderer behandelt zu werden.

Auch das Zwölf-Punkte-Programm der *Overeaters Anonymous (OA)* stellt eine Form der Gruppentherapie dar; es wurde in Kapitel 7 eingehend besprochen.

Kombination aus psychologischer und medikamentöser Behandlung

Mehrere Studien haben untersucht, ob es Vorteile bringt, kognitive Verhaltenstherapie und antidepressive Medikamente zu kombinieren. Danach scheint wenig für eine solche Kombination zu sprechen.

Die beste Lösung: Ein stufenweises Vorgehen

Was bedeuten nun all die angeführten Forschungsergebnisse für Menschen mit Essattacken? Wenn Sie oder Menschen, die Sie kennen, fachkundige Hilfe suchen, ist die Lage klar: Am besten bewährt hat sich eindeutig die kognitive Verhaltenstherapie. Den meisten Menschen wird durch diese Therapieform merklich geholfen, und in der Mehrheit der Fälle halten die Verbesserungen an. Fairerweise muss man jedoch immer dazusagen, dass es eine Minderheit von Betroffenen gibt, die keine Verbesserung erlebt oder nur begrenzte Fortschritte erzielt. Für sie ist eine zusätzliche Behandlung erforderlich. Für andere dagegen ist auch schon eine einfachere Form der Behandlung völlig ausreichend.

Unter diesen Umständen scheint ein stufenweises Vorgehen am sinnvollsten. Die begrenzt vorhandenen Ressourcen werden dadurch optimal genutzt, und einer ganzen Reihe von Menschen bleibt es erspart, sich einer unnötigen Einzeltherapie zu unterziehen. Das Prinzip des Stufenprogramms besteht darin, zuerst die einfachste Behandlungsform zu wählen, da man weiß, dass vielen Menschen schon dadurch geholfen werden kann. Nur diejenigen, für die dies noch keine ausreichende Hilfe darstellt, können dann zur nächsten Stufe weitergehen und eine intensivere Behandlungsform wählen. Wieder werden viele dadurch ihre Probleme überwinden können, während einige noch weitergehende Hilfestellung benötigen und zur nächsten Stufe voranschreiten müssen, und so weiter.

Woraus könnten die einzelnen Stufen bestehen? Alle Hinweise deuten darauf hin, dass ein kognitiv-verhaltenstherapeutisches Selbsthilfeprogramm – wie es in Teil II dieses Buches beschrieben wird – für viele der geeignetste erste Schritt ist (siehe **Abbildung 8.1**; dies gilt insbesondere für Menschen mit Binge Eating-Störung). Das in Teil II beschriebene Programm ist das am besten erforschte kognitiv-verhaltenstherapeutische Selbsthilfeprogramm, das uns heute zur Verfügung steht. Es kann allein oder mit therapeutischer Unterstützung eingesetzt werden; die beteiligten Therapeutinnen oder Therapeuten müssen in diesem Fall nicht auf die Behandlung von Essproblemen spezialisiert sein.

Sollte sich das Selbsthilfeprogramm als nicht ausreichend erweisen, ist eine kognitive Verhaltenstherapie angezeigt. Hier werden Therapeutinnen oder Therapeuten benötigt, die sich in diesem Bereich entsprechend fortgebildet haben. Nicht genau festzulegen ist, was folgen soll, falls eine weitere Behandlung notwendig wird. Zur Auswahl stehen eine fokale Psy-

Stufe 1 — Kognitiv-verhaltenstherapeutisches Selbsthilfeprogramm (allein oder mit therapeutischer Unterstützung)

Stufe 2 — Kognitive Verhaltenstherapie

Stufe 3 — ?????

Abbildung 8.1 Stufenprogramm zur Behandlung von Essattacken.

chotherapie, eine Behandlung mit Antidepressiva oder eine stationäre Behandlung in einem Krankenhaus. Gegenwärtig stehen uns noch keine Forschungsergebnisse zur Verfügung, die anzeigen könnten, welche von diesen Möglichkeiten die beste wäre. Die Entscheidung hängt deshalb davon ab, wo die Betroffenen und die sie therapeutisch betreuenden Fachleute selbst die größten Chancen sehen und welche Ressourcen ihnen zur Verfügung stehen.

Teil II
Ein Selbsthilfeprogramm

Einführung

> Ich habe das Programm von Anfang bis Ende durchgelesen, und es leuchtete mir sofort ein. Ich unterstrich Punkt für Punkt. Es hieß darin nicht einfach: «Essen Sie dieses nicht» und «Vermeiden Sie jenes». Vielmehr wurde genau erklärt, wie man mit seiner Ernährung wieder auf das richtige Gleis kommt, und zwar ganz realistisch und Schritt für Schritt. Endlich wurden meine Probleme ernst genommen. Das beflügelte mich. Es war genau das, wonach ich gesucht hatte, und genau das, was ich brauchte.

Viele Jahre lang habe ich mich mit den Ursachen und der Behandlung von Essattacken beschäftigt. Schon 1980 stellte ich fest, dass nur wenige Menschen mit Essattacken sich Hilfe suchend an Fachleute wenden. Seitdem hat sich die Situation im Grunde nicht grundsätzlich verändert. Bis heute befinden sich nur zehn Prozent aller Menschen mit Bulimia nervosa in therapeutischer Behandlung. Und zwar nicht etwa deshalb, weil sie keine Hilfe wollten – ganz im Gegenteil. Die große Mehrheit würde liebend gern etwas an ihrer Situation verändern, doch wie in Kapitel 3 ausführlich erklärt, türmen sich vor ihnen die verschiedensten Hindernisse auf. Seit mehr als zehn Jahren bin ich davon überzeugt, dass ein Selbsthilfeprogramm eine für viele annehmbare und leicht zugängliche Form der Behandlung wäre – eine Möglichkeit, viele dieser Hindernisse zu umgehen. Aus diesem Grund versuchte ich, eine Behandlungsform zu finden, deren dauerhafter Nutzen wissenschaftlich erwiesen ist und die sich in ein Selbsthilfeprogramm umformen lässt.

Diese beiden Kriterien werden von einer Behandlungsform erfüllt, die sich nicht nur nach zahlreichen wissenschaftlichen Untersuchungen, sondern auch nach meinen klinischen Beobachtungen bei der Therapie von Essattacken als bei weitem effektivste Behandlungsform erwiesen hatte, nämlich der kognitiven Verhaltenstherapie (siehe Kapitel 8). Nach mehr als 15 Jahren Forschung war ich davon überzeugt, dass dieser Ansatz tatsächlich langfristige Vorteile bringt. Dass sich die kognitive Verhaltenstherapie für ein Selbsthilfeprogramm eignete, war ebenfalls bald klar – dank der Arbeit meines Kollegen Dr. Peter Cooper, der berichtete, dass seine zum Zweck der Selbsthilfe eingesetzte Version meiner kognitiv-verhaltenstherapeutischen Behandlung von Bulimia nervosa nicht nur die notwendige Behandlungszeit merklich verringerte, sondern von seinen Patientinnen und Patienten an der Klinik der *Cambridge University* auch ausgesprochen gut angenommen wurde.

Dieses Buch und das hier in Teil II vorgestellte Selbsthilfeprogramm stellen eine Erweiterung von Dr. Coopers Arbeit dar. Das Programm ist für alle Menschen mit Essattacken gedacht, auch die mit Bulimia nervosa.

Kein Selbsthilfeprogramm kann jedoch erfolgreich sein, wenn die Person, die es anwendet, nicht ernsthaft an einer Veränderung interessiert ist. Wenn Sie oder Menschen, die Sie kennen, die Essattacken überwinden möchten, ist es daher unerlässlich, mit dem folgenden Abschnitt zu beginnen. *Springen Sie nicht direkt zu Schritt 1 des Programmes weiter.*

Warum etwas ändern?

Während ich langsam älter wurde, stellte ich traurig fest, wie viel Energie ich jahrelang darauf verwendet hatte, mein Gewicht und mein Essen unter Kontrolle zu halten, und wie viel Elend mit den daraus folgenden Essattacken verbunden war. Mit dieser Energie ließen sich so viele schönere Dinge tun – Beziehungen aufbauen, lesen, schreiben. Ich wusste noch nicht, was ich tun sollte, aber eines war mir klar geworden: Ich wollte nicht, dass mal auf meinem Grabstein stand: «Jane wäre gern dünner gewesen.» Diese Erkenntnis hat letztlich den Ausschlag gegeben. Ich entschied mich für die Veränderung.

Falls Sie es vorher noch nicht waren, sollten Sie sich nach der Lektüre der bisherigen Kapitel sicher geworden sein, ob auch Sie zu dem Kreis der Menschen mit Essattacken gehören. Wenn Sie dazu gehören, lautet die Schlüsselfrage, ob Sie etwas daran ändern wollen. *Wollen Sie mit den Essattacken aufhören?* Eine solche Veränderung ist ganz bestimmt auch Ihnen möglich. Auch Sie können wieder normal essen und sich am Essen freuen, anstatt es mit Angst, Reue oder Schuldgefühlen zu verbinden. Und auch Sie können wieder in Gesellschaft anderer gemeinsame Mahlzeiten unbeschwert genießen.

Wie stark Essattacken die Lebensqualität einschränken, ist, wie wir in Teil I gesehen haben, von Fall zu Fall sehr unterschiedlich. Nur Sie können entscheiden, wie dringend der Veränderungsbedarf bei Ihnen ist. Da das Gefühl der Dringlichkeit jedoch wahrscheinlich sehr stark schwanken dürfte, möchte ich Ihnen einige Entscheidungshilfen an die Hand geben, die von solchen Schwankungen unabhängig sind. Vor allem, wenn Sie schon längere Zeit Essattacken haben, sollten Sie überlegen, wie stark Sie Ihr Leben darum herum eingerichtet haben. Anschließend sollten Sie in Ruhe die Vorteile und Nachteile einer Veränderung gegeneinander abwägen.

Die Vorteile

Beginnen Sie damit, eine Liste der möglichen Vorteile aufzustellen. Stellen Sie sich dabei die folgenden Fragen:

Wenn ich mit den Essattacken aufhöre,

- werde ich dann mit mir selbst zufriedener sein?
- wird sich meine Lebensqualität verbessern?
- wird sich meine körperliche Gesundheit verbessern?
- werden andere es dadurch mit mir leichter haben?

Viele Menschen sind überrascht, um wie viel besser sie sich fühlen, sobald sie mit den Essattacken aufgehört haben. Schon geringfügigere Essprobleme können sich unterschwellig auf viele Aspekte des Lebens nachteilig auswirken. Vielleicht sind Sie unnötig reizbar und launisch, möglicherweise können Sie sich oft nicht so gut konzentrieren, oder Sie meiden gesellige Ereignisse, an denen Sie eigentlich gern teilnehmen würden (siehe Kapitel 4). Schließlich kann auch Ihre körperliche Gesundheit beeinträchtigt sein (siehe Kapitel 5). Eventuell ist Ihnen aber auch nicht klar, dass es sich dabei um direkte Folgen Ihrer Essattacken handelt, die sich bessern, sobald die Attacken nachlassen. Ein großer Vorteil sind auch die positiven Auswirkungen auf Stimmung und Selbstbild. Viele Menschen stellen fest, dass es ihrem Selbstwert enorm gut tut, wenn es ihnen gelingt, die Essattacken zu überwinden. Wie ich in Kapitel 4 schon sagte, zu den schönsten Aspekten an meiner Arbeit gehört, die ursprüngliche Persönlichkeit eines Betroffenen während der Behandlung langsam wieder zum Vorschein kommen zu sehen. Die Depressionen, die innere Anspannung und die Reizbarkeit lassen nach, die Konzentration verbessert sich, und alte, womöglich längst vergessene Interessen kehren zurück.

> Eine meiner Schwierigkeiten bei der Entscheidung für eine grundlegende Veränderung war, dass mir mein Problem so unüberwindbar riesig erschien. Natürlich gibt es viele Leute, die Probleme mit ihrem Gewicht oder mit dem Essen haben. Bei mir, musste ich mir eingestehen, berührte es jedoch wirklich alles. Nicht nur mein äußeres Leben war betroffen, ich war auch ein ganz anderer Mensch geworden. Solange ich Essattacken hatte, war ich nicht wirklich *ich*.

Eines der schlagkräftigsten Argumente für die Veränderung ist der gesundheitliche Schaden, der durch die ständigen Diäten, das selbst herbeigeführte Erbrechen und den Missbrauch von Abführmitteln oder Diuretika entsteht. Nur wenn all dies überwinden ist, kehren allmählich die natürlichen Empfindungen von Hunger und Sättigung wieder. Gleichzeitig werden Sie wieder mehr Energie verspüren, und Ihr allgemeines Wohlbefinden wird sich steigern. Wie in Kapitel 5 erläutert, hängen Essattacken und Übergewicht oft zusammen. Auch wenn wir die Gründe dafür noch nicht ganz kennen, besteht kein Zweifel daran, dass Sie Ihr Gewicht ohne Essattacken sehr viel leichter positiv beeinflussen können. (Um sich zu vergewissern, ob Sie übergewichtig sind, und zu erfahren, wie Sie das Selbsthilfeprogramm entsprechend anpassen können, falls Sie tatsächlich Übergewicht haben, lesen Sie bitte Anhang II).

Die Menschen in Ihrer Umgebung – Ihre Freunde, Angehörigen und Kollegen – werden zweifellos bemerken, wie Sie aufblühen, wenn die Essattacken nachlassen. Sie werden dankbar registrieren, dass Sie nicht mehr so unberechenbar, reizbar und überempfindlich reagieren. Ihre Beziehungen und Ihre Arbeitsleistung werden sich dadurch spürbar verbessern.

Die Nachteile

Natürlich sollten Sie auch mögliche Nachteile einer Veränderung bedenken. Vielleicht haben Sie Angst, dass Sie das Programm beginnen, es dann aber letztlich doch nicht schaffen. Eventuell schreckt Sie diese Aussicht so, dass Sie versucht sind, lieber gar nicht erst mit dem Programm anzufangen als das Risiko eines Scheiterns einzugehen. Dies ist zwar eine verständliche, aber doch ganz und gar lähmende Einstellung, der Sie mit aller Kraft widerstehen sollten. Sie haben allen Grund davon auszugehen, dass sich Ihre Essprobleme mit der richtigen Art von Hilfe lösen lassen. Und wenn Sie sich für dieses Selbsthilfeprogramm entscheiden und es mit der nötigen Entschlossenheit angehen, können Sie gar nicht scheitern. Wenn Ihre Essprobleme trotzdem nicht besser werden, war das Programm für

Sie einfach nicht das Richtige. Mit anderen Worten: *Nur das Programm kann scheitern, nicht Sie.* Und selbst wenn dieser Fall eintritt, stehen Ihnen noch viele andere Möglichkeiten offen.

Ein gutes Argument, es mit dem Selbsthilfeprogramm zu probieren, auch wenn Sie noch Zweifel haben, ist außerdem, dass es Ihnen die Möglichkeit gibt, die Ernsthaftigkeit Ihres Problems besser einzuschätzen. Möglicherweise werden Sie erstaunt sein, wie leicht es Ihnen fällt, mit den Essattacken aufzuhören. In dem Fall werden Sie die Erfahrung machen, dass Ihr Problem lösbar ist. Wenn Sie dagegen feststellen müssen, dass Ihr bisheriges Essverhalten nicht so leicht zu überwinden sind, werden Sie wenigstens lernen, dass es sich um ein ernsthaftes Problem handelt, das vielleicht schwerer wiegt als Sie gedacht haben. In diesem Fall können Sie sich dazu entschließen, es ernster zu nehmen, als Sie es bisher getan haben.

Wie etwas ändern? Die verschiedenen Möglichkeiten

Nehmen wir an, Sie haben sich entschieden, Ihre Situation zu verändern. Wie sollen Sie dann vorgehen? Die verschiedenen Behandlungsformen haben wir in Kapitel 8 beschrieben. Im Prinzip haben Sie vier Möglichkeiten:

1. *Therapeutische Hilfe suchen.* Es gibt viele Fachleute, die in der Lage sind, Menschen mit Essproblemen zu helfen, darunter Psychologen, Psychiater, Hausärzte, Ernährungswissenschaftler, Ernährungsberater, Sozialarbeiter, Gesundheitspädagogen und andere. Manche haben sich auf die Behandlung von Essstörungen spezialisiert. Informationen darüber, wo Sie solche Fachleute finden können, stehen in Anhang III.
2. *Andere Arten von Hilfe suchen.* Sie könnten sich z. B. einer Selbsthilfegruppe anschließen. Viele dieser Gruppen leisten hervorragende Arbeit, andere dagegen eher nicht. Manche haben fragwürdige Ansichten über die Ursachen von Essattacken und wie man sie angehen soll. Andere konzentrieren sich eher darauf, den Betroffenen dabei zu helfen, mit ihren Essproblemen zu leben, anstatt sie zu überwinden. Ehe Sie sich auf eine Gruppe festlegen, sollten Sie sich so gut wie möglich über diese Gruppe und mögliche Alternativen informieren. Vereinbaren Sie eine probeweise Mitgliedschaft. Und denken Sie daran, Sie können jederzeit wieder gehen, wenn die Gruppe nicht zu Ihnen passt.

Ausschlusskriterien: Unter welchen Umständen dieses Selbsthilfeprogramm nicht das Richtige für Sie ist

Falls einer der folgenden Punkte auf Sie zutrifft, sollten Sie das Selbsthilfeprogramm *nicht* durchführen:

- *Sie haben Untergewicht.* Wenn Ihr Body Mass Index (BMI) unter 18 liegt, haben Sie definitiv Untergewicht. **Tabelle 9.1** führt für verschiedene Körpergrößen das Gewicht an, das einem BMI von 18 entspricht. Sollten Sie weniger wiegen als die für Ihre Körpergröße angegebenen Kilogramm, dürfen Sie dieses Programm nur unter ärztlicher Aufsicht durchführen, denn ein weiterer Gewichtsverlust wäre für Sie riskant.
- *Sie haben eine ernsthafte körperlicher Erkrankung.* Wenn Sie eine körperliche Erkrankung haben, die sich durch eine Veränderung Ihrer Essgewohnheiten verschlimmern könnten, dürfen Sie dieses Programm nur unter ärztlicher Anleitung durchführen. Dies gilt insbesondere für Menschen mit Diabetes.
- *Sie sind schwanger.* Schwangere Frauen sollten das Programm nur nach Absprache mit Ihrer Frauenärztin bzw. Ihrem Frauenarzt durchführen.
- *Ihre körperliche Gesundheit ist durch die Essattacken beeinträchtigt (siehe Kapitel 5).* Trifft dies auf Sie zu, sollten Sie sich eingehend ärztlich untersuchen lassen, ehe Sie mit dem Programm beginnen. Sind die gesundheitlichen Probleme geklärt und behandelt, können Sie die Durchführung des Programms noch einmal erwägen.
- *Sie haben Depressionen.* Unter diesen Umstände könnte es sein, dass Sie krankheitsbedingt nicht in der Lage sind, sich für eine Veränderung Ihrer Essgewohnheiten ausreichend zu motivieren und aus dem Programm tatsächlich Nutzen zu ziehen. Holen Sie daher zunächst lieber den Rat einer Therapeutin oder eines Therapeuten zu ihren depressiven Stimmungen ein. Wenn Sie das Gefühl haben, dass die Depressionen nachgelassen haben und Ihrer Fähigkeit, das Programm durchzuziehen, nicht mehr im Wege stehen, können Sie erneut darüber nachdenken.
- *Sie haben Probleme mit der Impulskontrolle (siehe Kapitel 4).* Wenn Sie neben den Essattacken auch Probleme mit Alkohol, Drogen oder wiederholten Selbstverletzungen haben, sollten Sie therapeutische Hilfe in Anspruch nehmen, da das Selbsthilfeprogramm in solchen Fällen aller Erfahrung nach nicht ausreicht.

Tabelle 9.1 Haben Sie Untergewicht?

Unten finden Sie die eine Aufstellung über das Verhältnis von Körpergröße und Körpergewicht, das in etwa einem Body Mass Index (BMI) von 18 entspricht (in Anhang I wird der BMI noch einmal ausführlich erklärt). Die Werte gelten für Frauen und Männer.
Und so können Sie bestimmen, ob Sie untergewichtig sind: Suchen Sie Ihre Körpergröße und vergleichen Sie dann das daneben stehende Gewicht. Ist Ihr Körpergewicht gleich oder niedriger als das angegebene, liegt ihr BMI unter 18 und Sie haben definitiv Untergewicht. Ist Ihr Körpergewicht höher, heißt das *nicht*, dass Sie übergewichtig sind. Im Gegenteil: Ein BMI von 18 liegt am unteren Ende des Normalgewichts, wenn Sie also mehr wiegen, heißt das mit aller Wahrscheinlichkeit, dass Sie normalgewichtig sind. Falls Sie trotzdem unsicher sind, ob Sie Übergewicht haben, schauen Sie in der Tabelle in Anhang I nach.

Körpergröße* (cm)	Gewicht** (kg)	Körpergröße* (cm)	Gewicht** (kg)
150	40	170	52
151	41	171	52,5
152	41,5	172	53
153	42	173	53,5
154	42,5	174	54,5
155	43	175	55
156	43,5	176	55,5
157	44	177	56
158	45	178	57
159	45,5	179	57,5
160	46	180	58
161	46,5	181	58,5
162	47	182	59,5
163	47,5	183	60
164	48,5	184	60,5
165	49	185	61,5
166	49,5	186	62
167	50	187	62,5
168	50,5	188	63,5
169	51	189	64
170	52	190	65

*Ohne Schuhe, **Ohne Schuhe, mit leichter Bekleidung

3. *Das Selbsthilfeprogramm durchführen.* Ob sie alt oder jung, männlich oder weiblich, Single oder verheiratet sind, dieses Selbsthilfeprogramm ist für alle geeignet, die mit Essattacken zu kämpfen haben. Nur wenn eines der Ausschlusskriterien (siehe Kasten) auf Sie zutrifft, sollten Sie sich gegen das Programm entscheiden.
4. *Therapie und Selbsthilfe kombinieren.* Bei dieser Vorgehensweise gibt es zwei Möglichkeiten. Sie können das Programm allein durchführen, während sie gleichzeitig irgendeine Art von Therapie machen (z. B. eine Therapie, die hauptsächlich Ihre geringe Selbstachtung oder Ihre Beziehungsschwierigkeiten zum Thema hat). Dies kann durchaus sinnvoll sein – vorausgesetzt, Sie haben Ihre Therapeutin oder Ihren Therapeuten darüber informiert.

Die andere Vorgehensweise besteht in der «angeleiteten Selbsthilfe», bei der Sie das Selbsthilfeprogramm mit der Unterstützung und Anleitung einer Therapeutin bzw. eines Therapeuten durchführen. Der Vorteil ist, dass Sie auf diese Weise jemanden haben, der Ihre Fortschritte überwacht, Sie ermutigt und Ihnen hilft, mögliche «Durststrecken» zu überwinden. In Anhang V wird der Unterschied zwischen den beiden Kombinationsmöglichkeiten noch einmal ausführlich erklärt.

Entscheiden, was für Sie am besten ist

Wenn Sie meinen, dass Sie therapeutische Hilfe brauchen, ist es wichtig, dass Sie alle nötigen Schritte unternehmen, um diese auch zu bekommen. Das Selbsthilfeprogramm darf Sie in diesem Fall nicht davon abhalten, diese Hilfe in Anspruch zu nehmen. Andererseits hat sich unser Programm, entweder allein oder mit therapeutischer Hilfe angewandt, für die meisten Menschen mit Essattacken als völlig ausreichend erwiesen. Die Chancen, dass es auch Ihnen hilft, stehen also sehr gut.

Wann etwas ändern?

Wenn Sie eine Veränderung erwägen, aber noch zögern, sich endgültig zu entscheiden, möchte ich Sie unbedingt dazu ermutigen, den ersten Schritt zu wagen und einfach anzufangen. Eines sollten Sie jedoch bedenken: *Es ist am besten, erst mit dem Selbsthilfeprogramm anzufangen, wenn Ihre Er-*

folgschancen optimal sind. Falls Ihnen ein Umzug bevorsteht, Sie in Kürze bei einer neuen Arbeitsstelle anfangen, demnächst heiraten, ein Kind erwarten oder in einen längeren Urlaub fahren, ist es klüger, den Beginn um ein paar Wochen oder Monate zu verschieben. Um das Programm optimal nutzen zu können, brauchen Sie mindestens ein paar Monate ohne größere Ablenkungen. Alles darunter ist einfach nicht ausreichend.

Was ändern?

Außerdem gibt es noch einen wichtigen Punkt zu bedenken: den Abgleich zwischen Ihren Zielen und und den Zielen des Programmes.

Das oberste Ziel unseres Programmes besteht darin, Ihnen dabei zu helfen, wieder gesunde Essgewohnheiten ohne Essattacken zu entwickeln. Um langfristig zu genesen, werden Sie regelmäßig über den Tag verteilte Mahlzeiten zu sich nehmen, angemessene Mengen an Lebensmitteln verzehren und darauf achten müssen, dass Sie keine Lebensmittel meiden. Wie Sie dies erreichen können, wird im Programm ausführlich erklärt

Was aber, wenn Ihre Ziele sich von denen des Programms unterscheiden? Vielleicht besteht Ihr oberstes Ziel darin, Gewicht abzunehmen. In diesem Fall werden Sie möglicherweise auf Widersprüche zwischen Ihren Wünschen und den Ratschlägen des Programmes stoßen. Denken Sie noch einmal gründlich über Ihre Ziele nach. Fragen Sie sich vor allem, welche Dienste Ihnen diese Ziele in der Vergangenheit geleistet haben? Hinter unserem Selbsthilfeprogramm stehen jahrelange Forschung und Erfahrung. Daraus haben wir gelernt, dass manches schlicht nicht möglich ist. Viele Menschen können z. B. nicht gleichzeitig Diät halten und ihre Essattacken überwinden, da die Diäten Sie immer wieder zu Essattacken reizen.

Essattacken zu überwinden ist nicht einfach. Es braucht Entschlossenheit – und es kostet Mühe. Halbherzige Versuche sind mit geringen Erfolgsaussichten verbunden. Entscheiden Sie sich im Zweifel für dieses Programm, stellen Sie Ihre Vorbehalte zurück und versuchen Sie, Ihr Bestes zu geben, um einen neuen Anfang zu wagen.

Wie Sie das Programm am besten nutzen

Das Selbsthilfeprogramm besteht aus sechs Schritten, die auch in der vorgesehenen Reihenfolge durchgeführt werden sollten (siehe **Tabelle 9.2**). Wie bei der kognitiven Verhaltenstherapie, auf der unser Programm basiert, sind die einzelnen Schritte «additiv», d. h., jeder neue Schritt fügt dem bereits Erlernten etwas Neues hinzu. Deshalb hat es auch keinen Zweck, sich hier und da etwas aus dem Programm herauszupicken und zwischen den Schritten hin und her zu springen. Beginnen Sie am Anfang, arbeiten Sie sich bis zum Ende durch, und folgen Sie dabei den jeweiligen Hinweisen.

Tabelle 9.2 Die sechs Schritte.

Schritt 1.	Den Anfang machen
Schritt 2.	Regelmäßig essen
Schritt 3.	Alternativen nutzen
Schritt 4.	Probleme lösen und Bilanz ziehen
Schritt 5.	Diäten und verwandte Formen des Vermeidens überwinden
Schritt 6.	Was bringt die Zukunft?

Trotzdem wird es in dem Programm immer wieder Dinge geben, die für Sie nicht relevant sind. Das ist ganz normal, denn es ist für *alle* Menschen mit Essattacken entwickelt worden. Wie in Teil I beschrieben, gibt es dabei beträchtliche individuelle Unterschiede. Die Essprobleme können unterschiedlich groß sein, und es können jeweils andere Komplikationen damit verbunden sein (siehe Kapitel 4). Die meisten Menschen mit Essattacken halten streng Diät, manche haben mit Diäten gar nichts im Sinn. Einige sind gedanklich stark mit ihrem Äußeren und ihrem Körpergewicht beschäftigt, andere machen sich darüber gar keine Sorgen. Manche sind Perfektionisten und wollen alles hundertprozentig machen, manche sind eher unordentlich und chaotisch. Einige haben Übergewicht, andere nicht. Und manche erbrechen sich oder nehmen Abführmittel, während andere dies noch nie ausprobiert haben. Alle diese einzelnen Begleiterscheinungen sind jedoch für Essattacken relevant und müssen deshalb im Programm auch angesprochen werden. Das Programm hat folglich viele Komponenten, von denen einige nicht auf Sie zutreffen werden. In den meisten Fällen wird ganz offensichtlich sein, was für Sie gilt und was nicht. Im Zweifelsfall sollten Sie davon ausgehen, dass die gegebenen Ratschläge auch auf Sie zutreffen, und sie befolgen.

Hier noch ein paar Tipps, die Ihre Erfolgschancen erhöhen sollen:

Halten Sie durch, auch wenn es Ihnen manchmal schwer fällt. Manche der im Programm gestellten Aufgaben werden Ihnen besonders schwer erscheinen, weil sie genau die Dinge berühren, die bei Ihnen immer wieder Essattacken auslösen. Dabei gilt die Faustregel: Je schwerer es Ihnen fällt, eine Anweisung zu befolgen, desto wichtiger ist diese für Ihren Erfolg. Geben Sie also Ihr Bestes, um sich gerade an diese Anweisung zu halten, denn darin besteht die einzige Chance, den Teufelskreis zu durchbrechen (siehe Kapitel 4 und 7). Bedenken Sie aber auch, dass *Sie diese Anweisung nicht für immer und ewig befolgen müssen.* Vieles muss getan werden, um Veränderungen zu bewirken, doch nur manches muss beibehalten werden, damit diese Veränderungen auch dauerhaft bleiben. In Schritt 6 wird dies noch einmal ausführlich erklärt.

Hetzen Sie nicht durch das Programm. Gehen Sie unbedingt in dem vorgeschlagenen Tempo vor. Die Erfahrung zeigt, dass es so am besten funktioniert. Manchmal lohnt es sich auch, noch eine Woche zusätzlich bei einem Schritt zu bleiben, um zu sehen, ob sich der Erfolg noch vertiefen lässt. Wenn Sie einen Rückschlag erleben, ist es oft am besten, einen Schritt zurück zu gehen.

Im Allgemeinen brauchen Menschen mit bereits länger bestehenden Essattacken zwischen vier und sechs Monate, um das Programm durchzuarbeiten, aber auch da gibt es große individuelle Unterschiede. Manche neigen zu raschen Veränderungen, für andere ist es ein langsamer Prozess. Am wichtigsten ist die Frage, ob Sie Fortschritte machen. Wenn Sie auf dem richtigen Weg sind, ist es vernünftig, beharrlich weiter zu machen. Sollten Sie andererseits bei Schritt 4 angekommen sein und noch keine deutliche Besserung spüren, sollten Sie therapeutische Hilfe in Anspruch nehmen. Das Gleiche gilt, wenn Sie auf Dauer das Gefühl haben, nicht voranzukommen.

Rechnen Sie nicht mit einem Erfolg über Nacht. Seien Sie nicht enttäuscht, wenn nicht sofort eine gewaltige Besserung eintritt. Veränderungen brauchen Zeit, und über lange Zeit entstandene Essgewohnheiten können nicht in wenigen Wochen überwunden werden.

Rechnen Sie nicht mit ständigen Fortschritten. Gelegentliche «Durststrecken» sind ganz normal. Aller Wahrscheinlichkeit nach gibt es Phasen, in denen alles glatt läuft, Phasen, in denen Sie nicht weiterkommen, und

Phasen, in denen sich das Problem wieder zu verschlimmern scheint. Im Zuge des Programms werden Sie Ihren eigenen Fortschritt ständig überwachen. Auf diese Weise können Sie Hindernisse, die sich der Lösung Ihres Problems entgegenstellen, erkennen und beseitigen.

Gehen Sie davon aus, dass der Drang zu Essattacken noch eine Weile bestehen bleibt. Selbst wenn Sie gar keine Essattacken mehr haben, bleibt der Drang dazu oft noch mehrere Monate lang bestehen. Seien Sie dadurch nicht entmutigt. Der Drang wird von den gleichen Umständen verursacht, die früher Ihre Essattacken ausgelöst haben. Das Selbsthilfeprogramm wird Ihnen dabei helfen, dem Drang zu widerstehen, und allmählich wird er nachlassen und ganz verschwinden.

Halten Sie regelmäßig Rückschau. Bis Ihre Essattacken ganz überwunden sind, sollten Sie zweimal pro Woche Rückschau halten. Danach ist einmal pro Woche ausreichend. Am besten ist es, wenn Sie sich vorher dafür schon einen Zeitpunkt setzen und nehmen Sie ihn ebenso ernst wie einen Termin bei einer Therapeutin oder einem Therapeuten – in diesem Fall sind *Sie* Ihr eigener Therapeut. Halten Sie sich 15 bis 30 Minuten für eine solche Rückschau frei. Sie bildet einen wichtigen Bestandteil des Programms. Lassen Sie sie nicht wegen irgendwelcher anderer Aktivitäten ausfallen.

Erwägen Sie, sich jemanden zur Unterstützung zu suchen. Während viele das Programm allein durchziehen, entscheiden andere sich dafür, sich jemanden zur Unterstützung zu suchen. Dies kann zum einen jemand aus dem Freundeskreis oder der Verwandtschaft sein. Seine Rolle besteht darin, Sie in schwierigen Zeiten zu ermutigen und Ihnen über die größten «Durststrecken» hinwegzuhelfen. Er bleibt im Hintergrund, bis seine Hilfe gebraucht und angefordert wird. Zum zweiten können Sie sich aber auch an eine Therapeutin oder einen Therapeuten wenden, zu der oder dem Sie keine persönliche, sondern eine rein sachliche Beziehung haben. Diese Person kann eine sehr viel aktivere Rolle einnehmen als Freunde oder Angehörige und die richtige Umsetzung des Programms überwachen («angeleitete Selbsthilfe»). Egal, für welche Art von Unterstützung Sie sich entscheiden: Die jeweilige Person sollte sich im Vorhinein mit dem Programm vertraut machen. (Anhang IV enthält Hinweise für Angehörige und Freunde, Anhang V für Therapeutinnen und Therapeuten.)

Was wird mit Ihrem Gewicht geschehen?

Die meisten Menschen mit Essattacken sind gedanklich stark mit Ihrem Äußeren und Ihrem Körpergewicht beschäftigt (siehe Kapitel 4). Deshalb wollen Sie meist auch wissen, was mit ihrem Gewicht geschehen wird, wenn Sie sich auf das Programm einlassen. Wie in Kapitel 5 bereits angesprochen, *sind beim Körpergewicht in der Regel wenig oder gar keine Veränderungen zu erwarten.* Dennoch nehmen im Zuge des Programms manche Menschen zu und andere ab. Womit im Einzelfall zu rechnen ist, lässt sich unmöglich voraussagen.

Daher kann man auf diese Frage leider auch keine genaue Antwort geben. Wenn Ihr Gewicht momentan aufgrund Ihrer Anstrengungen niedriger ist als Ihr natürliches Gewicht, kann es sein, dass Sie etwas zunehmen werden. Dies liegt daran, dass Sie nicht weiter Diät halten *und* Ihre Essattacken überwinden können (außer bei der Binge Eating-Störung). Sollte dies bei Ihnen der Fall sein, haben Sie keine andere Wahl, als ein etwas höheres Gewicht hinzunehmen, wenn Sie die Essattacken tatsächlich loswerden wollen. Sollten Sie andererseits übergewichtig sein (also einen Body Mass Index von über 27 haben; siehe Anhang I), ist es sehr unwahrscheinlich, dass sie im Zuge des Programms zunehmen werden. (Besondere Ratschläge für Übergewichtige finden Sie in Anhang II.)

In diesem Stadium ist es für Sie *sicherlich am besten, wenn Sie sich erst einmal ganz auf das Ziel konzentrieren, die Essattacken zu überwinden, und in der Zwischenzeit eine evtl. auftretende Veränderung Ihres Körpergewichts akzeptieren.* Wenn Sie keine allgemeine Tendenz zum Überessen haben (siehe Kapitel 4), wird sich Ihr Gewicht allmählich auf seinem natürlichen Niveau einpendeln. Dies kann niedriger oder höher sein als Ihr jetziges Gewicht – oder ihm auch genau entsprechen. Machen Sie sich klar, dass es für Sie ohnehin am besten wäre, wenn Sie lernen würden, mit diesem Gewicht zu leben, denn wenn Sie sich dagegen anstemmen, würde dies einen endlosen Kampf gegen Ihre eigene Biologie bedeuten – ein Kampf, den Sie leider nie gewinnen können.

Diesen Rat anzunehmen, mag Ihnen schwer fallen, doch Sie müssen ihn befolgen, wenn Sie Ihr Problem lösen wollen. Wenn er für Sie nicht annehmbar ist, versuchen Sie, die Frage Ihres Körpergewichts für – sagen wir – zwei Monate einfach einmal auszublenden. Bis dahin können Sie sowohl die ersten Fortschritte sehen als auch besser einschätzen, wie sich Ihr Gewicht entwickeln wird. Dann können Sie immer noch entscheiden, ob Sie weitermachen wollen oder nicht. Während des Programms werden Sie sich regelmäßig wiegen. Wie dies genau geschehen sollen, wird in Schritt 1 ausführlich erklärt.

Schritt 1: Den Anfang machen

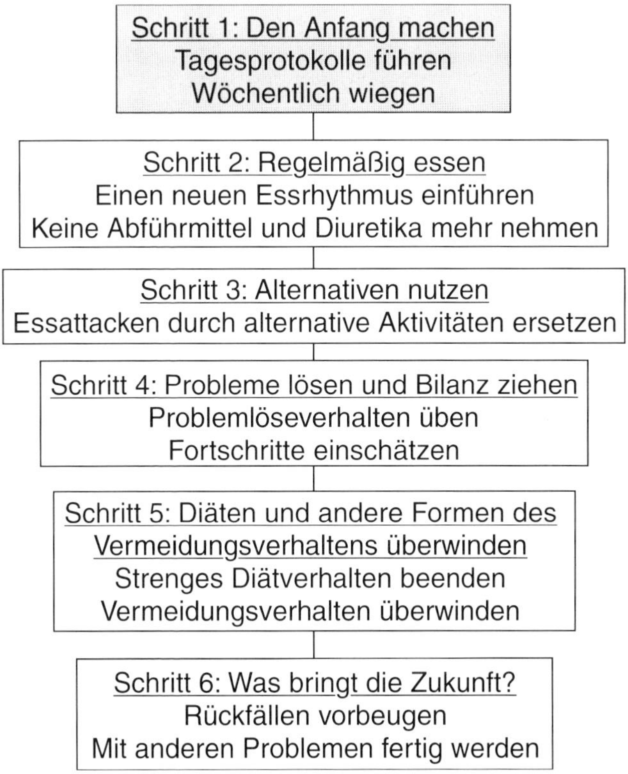

Als allererstes sollten Sie sich mit dem Programm als Ganzes vertraut machen. Lesen Sie den Rest von Teil II einmal durch, damit Sie eine Vorstellung davon haben, was eigentlich vor Ihnen liegt. Danach können Sie mit Schritt 1 beginnen. Er besteht aus zwei Komponenten: täglichen Protokollen und wöchentlichem Wiegen.

Tagesprotokolle führen

Tagesprotokolle sind für dieses Selbsthilfeprogramm von zentraler Bedeutung. Sie dient zwei wesentlichen Zwecken:

1. Die Protokolle liefern Ihnen wichtige Informationen über Ihr Essverhalten. Sie könnten einwenden, dass Sie sich in diesem Punkt nun wirklich sehr gut kennen. In gewisser Hinsicht stimmt dies natürlich. Doch durch die genaue Selbstbeobachtung kommen fast immer Merkmale zum Vorschein, die wir bis dahin bei uns selbst noch nicht bemerkt hatten. Durch die Protokolle bekommen Sie Antworten auf folgende Fragen:

- Was genau essen Sie eigentlich während Ihrer Essattacken? Wie unterscheidet es sich von dem, was Sie zu anderen Zeiten essen? Essen Sie bei Ihren Essattacken hauptsächlich Lebensmittel, die Sie sonst meiden?
- Wann genau kommt es bei Ihnen zu Essattacken? Gibt es ein vorhersehbares Muster? Treten die Attacken z. B. immer abends auf? Verlaufen Werktage anders als Sonn- und Feiertage?
- Gibt es bestimmte Auslöser für die Essattacken? Gibt es äußere Umstände, die Attacken begünstigen? Welchen Einfluss haben Ihre inneren Stimmungen? Kommt es eher zu Attacken, wenn Sie gelangweilt, deprimiert, einsam oder ängstlich sind?
- Scheinen Ihre Essattacken irgendeinem Zweck zu dienen? Löst sich z. B. durch eine Essattacke Ihre innere Anspannung? Oder sind die Attacken ein Mittel, um sich selbst zu bestrafen?

Aus Gründen, die wir später noch erklären werden, müssen Sie diese Fragen vollständig beantworten können, um Ihre Essattacken dauerhaft zu überwinden.

2. Die Protokolle helfen Ihnen, Ihre Situation zu verändern. Wird sie richtig angewandt, eröffnet die Selbstbeobachtung Möglichkeiten zur Veränderung. Wenn Sie Ihre eigenen Essgewohnheiten und die Zeiten, zu denen sie auftreten, genau beobachten, offenbart sich, dass *scheinbar* automatische, unkontrollierbare Verhaltensweisen in Wirklichkeit kein unabänderliches Schicksal sind. Sie müssen nicht jedes Mal, wenn Sie sich angespannt fühlen, wenn Sie wütend sind oder eine Diätregel gebrochen haben, mit einer Essattacke reagieren. Sie haben sich bloß so an diese Art der Reaktion gewöhnt, dass Ihnen alles andere unmöglich *erscheint*. Die Selbstbeobachtung nach den in diesem Kapitel erklärten Hinweisen wird Ihnen zeigen, dass Ihnen andere Möglichkeiten der Reaktion zur Verfügung stehen und Ihnen dadurch helfen, Ihre Situation zu verändern.

Warum Sie Tagesprotokolle führen sollten – trotz aller Einwände

In diesem Stadium könnte es sein, dass die Vorstellung, sich selbst beobachten zu müssen, Sie skeptisch macht. Ja, es könnte sein, dass Sie einen der folgenden Einwände haben:

- Sie haben schon vorher einmal Tagebuch über Ihre Essgewohnheiten geführt, und es hat Ihnen nichts gebracht. Allerdings ist sehr unwahrscheinlich, dass Sie es auf die Art und Weise getan haben, wie ich es im Rahmen dieses Programms empfehle. Bleiben Sie für neue Erfahrungen offen.
- Selbstbeobachtung – das klingt, als müssten Sie ständig neben sich stehen. Vielleicht befürchten Sie, das würde furchtbar anstrengend, oder Sie haben das Gefühl, dass Sie zu viel zu tun haben und Ihr volles Tagespensum eine ständige Selbstbeobachtung unmöglich macht. Natürlich ist die Selbstbeobachtung für manche Menschen zunächst erst einmal ungewohnt und schwierig, aber mir ist noch nie jemand begegnet, der wirklich nicht die nötige Zeit dafür gefunden hätte. Nach einer Weile geschieht es fast nebenbei und ist für die meisten schon ganz selbstverständlich. Die tägliche Selbstbeobachtung ist für die Durchführung des Programms unerlässlich. Die Bereitschaft dazu ist ein Test für Ihre Entschlossenheit, wirklich etwas zu verändern.
- Die Scham über Ihr gestörtes Essverhalten ist so groß, dass Sie nicht ständig mit der Nase darauf gestoßen werden wollen. In diesem Fall kann Ihnen das Führen von Tagesprotokollen tatsächlich besonders schwer fallen. Doch wenn Sie Ihre Essattacken wirklich überwinden wollen, bleibt Ihnen keine andere Wahl als der Wahrheit ins Gesicht zu schauen.
- Sie haben das Gefühl, dass Sie durch die Selbstbeobachtung gedanklich noch stärker mit dem Essen beschäftigt sein könnten als dies schon jetzt der Fall ist. In gewisser Hinsicht mag dies zutreffen, doch es wird eine

konstruktive Art der gedanklichen Beschäftigung sein, weil sie ganz darauf ausgerichtet ist, Ihr Essproblem zu überwinden.

Wie Sie die Protokolle führen sollen

In **Abbildung 9.2** finden Sie einen Vordruck für ein Tagesprotokoll. Sie können es fotokopieren oder nachzeichnen und für Ihre Zwecke vervielfältigen. Sie brauchen für jeden Tag ein neues Blatt, das Sie ständig bei sich führen sollten.

Spalte 1. Notieren Sie die Uhrzeit, zu der Sie etwas gegessen oder getrunken haben. Bemühen sie sich um Genauigkeit.

Spalte 2. Schreiben Sie alles auf, was Sie gegessen und getrunken haben, sei es zu den Mahlzeiten, zu Zwischenmahlzeiten oder bei Essattacken. Lassen Sie nichts aus. Zählen Sie keine Kalorien. Nennen Sie einfach Menge und Lebensmittel. Notieren Sie jedes einzelne Lebensmittel, und zwar so bald wie möglich nach dem Essen. Sich Stunden später daran zu erinnern, was Sie gegessen oder getrunken haben, ist sehr viel schwieriger und unzuverlässiger und wird Ihnen nicht dabei helfen, Ihre Situation zu verändern. Wie wichtig es ist, das Protokoll *möglichst zeitnah* zu führen, kann nicht oft genug betont werden. Bei längeren Mahlzeiten ist es sogar am besten, zwischen den einzelnen Gängen Buch zu führen. (Vielleicht können Sie sich kurz in einen Nebenraum oder auf die Toilette zurückziehen, wenn Sie nicht möchten, dass andere Ihnen dabei über die Schultern sehen.) Nur wenn Sie möglichst zeitnah geschieht, kann die Selbstbeobachtung Ihnen dabei helfen, eine grundlegende Veränderung herbeizuführen.

Lebensmittel, die Sie im Rahmen ein und derselben Mahlzeit gegessen haben, sollten Sie mit geschweiften Klammern zusammenfassen. Bei Snacks oder kleinen Zwischenmahlzeiten ist dies nicht notwendig.

Spalte 3. Geben Sie an, wo Sie gegessen oder getrunken haben. War es zuhause, geben Sie das jeweilige Zimmer an.

Spalte 4. Zeichnen Sie in diese Spalte ein Sternchen ein, wenn Sie das Gefühl haben, sich an dem in dieser Zeile eingetragenen Lebensmittel überessen zu haben. Essattacken werden so durch eine Reihe von Sternchen sichtbar.

Tag Datum

Zeit	Essen und Trinken	Ort	*	E/L	Kommentare

Abbildung 9.2 Vordruck für ein Tagesprotokoll.

Spalte 5. Tragen Sie ein E, A oder D ein, wenn Sie sich erbrochen bzw. ein Abführmittel oder ein Diuretikum genommen haben.

Spalte 6. Nutzen Sie diese Spalte wie ein Tagebuch und halten Sie darin alles fest, was Ihr Essverhalten beeinflusst haben könnte. Vor allem, wenn Sie in Spalte 4 ein Sternchen eingezeichnet haben, sollten Sie in Spalte 6 beschreiben, was zu dieser Zeit los war, um die Auslöser für Ihre Essattacken ausfindig machen zu können. Vielleicht hatten Sie z. B. gerade mit jemandem einen Streit und waren wütend. Oder Sie hatten das Gefühl, durch äußeren Druck zum Essen gezwungen zu werden.

Nutzen Sie Spalte 6 auch dazu, nach dem wöchentlichen Wiegen Ihr Gewicht einzutragen.

Abbildung 9.3 zeigt ein von einer Frau mit Binge Eating-Störung ausgefülltes Tagesprotokoll. Sie können daran ablesen, dass Sie beim Abendessen mehr Kartoffelsalat aß, als sie eigentlich vorgehabt hatte, und kurz darauf eine Essattacke bekam. Auslösend war ihr innerer Entschluss, die Kontrolle über das Essen nach diesem Fehltritt nun gleich ganz aufzugeben.

Was Sie tun sollten

Beginnen Sie damit, sich – wie eben beschrieben – selbst zu beobachten, aber versuchen Sie dabei nicht, Ihre Essgewohnheiten zu verändern. Es ist wichtig, dass Sie sich erst einmal an die genaue Beobachtung Ihrer Essgewohnheiten gewöhnen. Zur Veränderung kommen wir dann in Schritt 2. Die Selbstbeobachtung muss zur Gewohnheit werden, da sie über die gesamte Dauer des Programms beibehalten werden soll. Setzen Sie deshalb auch niemals einen Tag aus und verschweigen Sie auch Ihre Essattacken in den Protokollen nicht. *Es mag Ihnen schwer fallen, aber es ist unbedingt erforderlich, dass Sie mit sich selbst ehrlich sind.*

Bewahren Sie die Tagesprotokolle an einem Ort auf, zu dem nur Sie Zugang haben, und sammeln Sie sie so, dass Sie sich bei den Rückschauterminen gut vergleichen lassen. Auf diese Weise werden Sie im Laufe der Zeit gewisse Trends entdecken und die erzielten Veränderungen bei Ihrem Essverhalten einschätzen lernen. (Wenn Sie sich für die «angeleitete Selbsthilfe» entschieden haben, können Sie die Protokolle gemeinsam mit Ihrer Therapeutin oder Ihrem Therapeuten durchgehen.)

Tag Samstag Datum 27. September

Zeit	Essen und Trinken	Ort	*	E/L	Kommentare
8:30	1 Brötchen 1 Tasse Kaffee	Büro			Fühle mich gut. Entschlossen, es gut zu machen.
8:25	1 Tasse Kaffee	Büro			
11:00	1 Banane	Büro			
13:10	1 Tasse Gemüsesuppe Kleines Vanillejogurt	Büro am Schreibtisch			
20:00	Nudelsalat mit Salami	Küche			
	Kartoffelsalat		*		Zuviel! Wieder meine Diät nicht eingehalten.
20:20	6 Kugeln Eiskrem	Küche	*		Muss weinen.
	10–15 Ritz Cracker		*		Gefühl, mein Leben ist sinnlos.
	450g Tüte Kartoffelchips		*		Kann nicht aufhören
	Cola Light				Keine Selbstbeherrschung mehr
	1 großes Stück Schokoladenkuchen			*	Ich gebe auf
	5 Kit Kat		*		
	Cola Light				
21:50	Cola Light	Schlafzimmer			
22:50	Cola Light	Schlafzimmer			

Abbildung 9.3 Ein ausgefülltes Tagesprotokoll

Beginnen Sie also mit der Selbstbeobachtung und dem Ausfüllen der Tagesprotokolle.

Wöchentliches Wiegen

Die meisten Menschen mit Essattacken sind gedanklich stark mit ihrem Gewicht beschäftigt, und häufig ist dies ihre größte Sorge. Das Wiegen kann für sie deshalb sehr wichtig sein. Wie in Kapitel 4 beschrieben, wiegen viele von ihnen sich phasenweise ziemlich häufig, in manchen Fällen sogar mehrmals am Tag. Nach einer Weile kann dies für sie unerträglich werden, und sie gehen dazu über, gar nicht mehr auf die Waage zu steigen, auch wenn die Sorgen um ihr Gewicht dadurch nicht weniger werden.

Wenn Sie dieses Programm befolgen, ist es sehr wahrscheinlich, dass sich Ihre Essgewohnheiten ändern werden. Daher ist es durchaus angebracht, dass Sie Ihr Gewicht regelmäßig überwachen. Am vernünftigsten ist es, sich einmal pro Woche zu wiegen. Messen Sie aber Einzelergebnissen dabei keinen allzu großen Wert bei, denn das Körpergewicht kann von Tag zu Tag schwanken, und einzelne Messergebnisse können deshalb irreführend sein. Wichtig sind vielmehr längerfristige Trends, die erst über einen Zeitraum von mehreren Wochen (also nach mindestens drei oder vier Wiegevorgängen) sichtbar werden. Nur über solche Zeiträume lassen sich wirkliche Veränderungen erkennen.

Was Sie tun sollten

Beginnen Sie damit, sich an einem vorher festgelegten Tag Ihrer Wahl einmal wöchentlich zu wiegen. Ein Werktag ist am besten, weil Sie am Wochenende eventuell zu viel Zeit haben, um über mögliche Veränderungen nachzugrübeln. Widerstehen Sie der Versuchung, sich zwischendurch erneut zu wiegen.

Viele Menschen empfinden dies als schwierige Aufgabe. Wenn Sie es gewohnt sind, sich häufiger zu wiegen, werden Sie unruhig. Möglicherweise haben Sie Angst zuzunehmen, ohne es zu merken. Haben Sie es andererseits ganz und gar vermieden, auf die Waage zu steigen, regt sich womöglich die Angst, gedanklich noch stärker mit dem eigenen Körpergewicht beschäftigt zu sein und sich deshalb wieder häufiger als einmal pro Woche wiegen zu wollen. Was auch immer auf Sie zutreffen mag –

setzen Sie alles daran, sich an den wöchentlichen Wiegetermin zu halten. Auf diese Weise haben Sie die Chance, tatsächliche Veränderungen zu bemerken, ohne sich von täglichen Schwankungen ablenken zu lassen.

Vielleicht müssen Sie sich erst eine Waage kaufen. Eine preiswerte Badezimmerwaage ist völlig ausreichend. Und wenn Sie versucht sind, sich zwischen den wöchentliche Terminen zu wiegen, verbannen Sie die Waage an einen Ort, wo Sie sie nicht sehen können und erst umständlich herausholen müssten, sodass der Versuchung leichter zu widerstehen ist.

Rückschau Schritt 1

Nach drei oder vier Tagen kommt der erste Rückschautermin. Konzentrieren Sie sich dabei ganz auf die beiden mit Schritt 1 verbundenen Aufgaben, nämlich tägliche Protokolle und wöchentliches Wiegen. Nach drei oder vier weiteren Tagen halten Sie dann erneut Rückschau. Zwei Rückschautermine pro Woche sollten Sie fest in Ihren Kalender einbauen.

Lesen Sie die Anweisungen zu Schritt 1 noch einmal durch, um sich vor Augen zu halten, worin die aktuellen Aufgaben bestehen. Dann stellen Sie sich die folgenden Fragen:

1. Habe ich jeden Tag Protokoll geführt? Wenn Sie darauf mit ja antworten können, hatten Sie einen ausgezeichneten Start. Wenn Sie verneinen müssen, haben Sie ein ernstes Problem. Denken Sie gründlich darüber nach, was Sie davon abgehalten hat, die Protokolle wie empfohlen auszufüllen. Lesen Sie noch einmal den Abschnitt darüber, warum dies so wichtig ist. (Ohnehin empfiehlt es sich, die Texte in regelmäßigen Abständen noch einmal durchzulesen. Sie enthalten viele Informationen, und es ist schwierig, alles auf einmal zu verstehen und zu verarbeiten. Außerdem treffen einige der Ratschläge anfangs vielleicht noch nicht auf Sie zu, gewinnen aber später an Gültigkeit. Besonders wichtig ist, dass Sie alle Ab-

Fragen zur Rückschau in Schritt 1

- Fülle ich täglich meine Tagesprotokolle aus?
- Lässt sich meine Selbstbeobachtung noch verbessern?
- Sind bei meinem Essverhalten irgendwelche Muster zu erkennen?
- Wiege ich mich einmal wöchentlich?

schnitte über Aufgaben noch einmal lesen, bei denen Sie nicht vorankommen oder nur begrenzte oder auffallend langsame Fortschritte machen.)

Vielleicht sollten Sie erneut die Vor- und Nachteile einer Veränderung erwägen. Wenn die Vorteile überwiegen, sollten Sie sich noch einmal bewusst für das Führen täglicher Protokolle entscheiden. Ohne diese werden Sie keine wesentlichen Fortschritte machen können. Denken Sie daran, dass Sie Ihnen hilft, wichtige Informationen zu sammeln und Veränderung einzuleiten.

Wenn Sie sich für einen erneuten Versuch entschieden haben, sollten Sie noch einmal die entsprechenden Abschnitte über die Tagesprotokolle lesen. Beim nächsten Rückschautermin können Sie dann Ihre Fortschritte überprüfen.

2. Lässt sich meine Selbstbeobachtung noch verbessern? Studieren Sie Ihre täglichen Protokolle, um zu sehen, ob es noch Spielraum für Verbesserungen gibt. Haben Sie alle Anweisungen befolgt? Sind Ihre Angaben präzise genug? Haben Sie alle verzehrten Lebensmittel möglichst zeitnah notiert? Haben Sie Mahlzeiten mit geschweiften Klammern gekennzeichnet? Haben Sie bei dem Gefühl, von einem Lebensmittel zu viel gegessen haben, ein Sternchen eingezeichnet? Haben Sie Spalte 6 ausgefüllt?

3. *Sind bei meinem Essverhalten irgendwelche Muster zu erkennen?* Haben Sie Essattacken gehabt? Haben die Attacken irgendetwas gemeinsam? Sind Sie zur gleichen Tageszeit aufgetreten? Lassen sich bereits Auslöser erkennen?

Was haben Sie bei den Essattacken zu sich genommen? Haben die dabei verzehrten Lebensmittel irgendetwas gemeinsam? Warum waren es gerade Lebensmittel? Sind es solche, die Sie sich zu anderen Zeiten verbieten?

Was essen Sie zwischen Ihren Essattacken? Halten Sie Diät? Essen Sie ausreichend? Halten Sie normale Mahlzeiten ein?

Laufen Ihre Tage nach dem gleichen Schema ab, oder gibt es Unterschiede? Wechseln sich Tage, an denen Sie Diät halten, mit Tagen ab, an denen Sie Essattacken bekommen?

Versuchen Sie, diese Fragen ehrlich zu beantworten. Sie vertiefen damit das Verständnis für Ihr eigenes Problem und machen Mechanismen erkennbar, die verändert werden müssen, damit Sie Ihr Problem überwinden können.

4. Wiege ich mich einmal wöchentlich? Wenn Sie diese Frage bejahen können, notieren Sie Ihr Gewicht auf Ihrem Verlaufsprotokoll (siehe nächster

Abschnitt). Wenn Sie verneinen müssen, finden Sie heraus, wo das Problem liegt. Falls Sie sich häufiger wiegen, suchen Sie nach Möglichkeiten, der Versuchung zu widerstehen. Ist Ihre Waage tatsächlich außer Sichtweite und so gut verstaut, dass sie erst umständlich herausgeholt werden müsste? Falls Sie sich überhaupt nicht wiegen, müssen Sie den Mut aufbringen, wieder auf die Waage zu steigen. Denken Sie daran, dass Sie dieses Programm durchführen wollen, um Kontrolle über Ihr Essverhalten zu gewinnen. Dabei kann sich Ihr Gewicht verändern. Es ist besser zu wissen, was tatsächlich mit Ihrem Gewicht geschieht, als den Kopf in den Sand zu stecken und das Schlimmste zu befürchten.

Wann ist es Zeit für den nächsten Schritt?

Führen Sie weiter Ihre Protokolle bis zu Ihrem zweiten Rückschautermin in drei oder vier Tagen und stellen Sie sich bei diesem Termin noch einmal die oben aufgeführten Fragen.

Legen Sie dann ein Verlaufsprotokoll an. Ein solches Blatt finden Sie in **Abbildung 9.4**. Sie können es fotokopieren oder nachzeichnen. Auf diesem Blatt werden Sie Ihre Fortschritte im Rahmen des Selbsthilfeprogramms erfassen.

Füllen Sie am Ende jeder Woche eine Zeile aus. Beachten Sie dabei die folgenden Anweisungen für die einzelnen Spalten:

Spalte 1. In dieser Spalte wird die Anzahl der Wochen angezeigt, die Sie mit dem Programm verbracht haben. Sie haben jetzt Ihre erste Woche hinter sich.

Spalte 2. Notieren Sie, wie viele Essattacken Sie in den letzten sieben Tagen hatten. Die entsprechende Anzahl können Sie aus den Tagesprotokollen entnehmen.

Spalte 3. Halten Sie hier fest, wie oft Sie sich erbrochen bzw. Abführmittel oder Diuretika genommen haben. Notieren Sie den Anfangsbuchstaben (E = Erbrechen, A = Abführmittel, D = Diuretika) und die Anzahl, die Sie aus Ihren Tagesprotokollen ermitteln können.

Spalte 4. Schreiben Sie hier auf, wie viele gute Tage («GT») Sie in dieser Woche hatten. *Als «gut» gilt jeder Tag, an dem Sie die im Rahmen des*

Woche	Att.	V/L/D	„GT“	Kg	Ereignisse
1					
2					
3					
4					
5					
6					
7					
8					
9					
10					
11					
12					
13					
14					
15					
16					
17					
18					
19					
20					
21					
22					
23					
24					

Abbildung 9.4 Verlaufsprotokoll.

Programms gestellten Aufgaben erfüllt haben. Während Sie in dem Programm Schritt für Schritt voranschreiten, wird sich die Definition eines «guten Tages» deshalb verändern. In dieser Phase hatten Sie einen «guten Tag», wenn Sie sich selbst bewusst beobachtet und alle verzehrten Lebensmittel in Ihr Tagesprotokoll eingetragen haben.

Spalte 5. Notieren Sie Ihr Gewicht in Kilogramm. Sollten Sie sich anfangs noch nicht an das Programm gehalten und mehr als einmal pro Woche gewogen haben, tragen Sie ein, was Sie an dem Morgen gewogen haben, an dem Sie sich eigentlich hätten wiegen sollen.

Spalte 6. Schreiben Sie alles auf, was sonst noch bemerkenswert ist. Auf jeden Fall festhalten sollten Sie, wann sie von einem Schritt des Programms zum nächsten übergegangen sind. Notieren Sie auch alle Ereignisse, die Ihr Essverhalten beeinflusst haben könnten, z. B. wenn Sie krank oder verreist waren.

Ein Beispiel für ein teilweise ausgefülltes Blatt sehen Sie in **Abbildung 9.5**. Die betreffende Person hat bereits seit sechs Wochen mit dem Programm hinter sich.

Schauen Sie sich jetzt Ihr Verlaufsprotokoll an. Wie viele «gute Tage» hatten Sie in der vergangenen Woche? Waren es sechs oder sieben, ist es an der Zeit, zum nächsten Schritt überzugehen. Lesen Sie sich in dem Fall erst einmal alle Erläuterungen zu Schritt 2 durch und befolgen Sie die darin gegebenen Ratschläge, während Sie mit den in Schritt 1 gestellten Aufgaben weitermachen (also auch weiterhin Tagesprotokolle ausfüllen und sich wöchentlich wiegen). Wenn Sie weniger als sechs oder sieben «gute Tage» hatten, versuchen Sie den Grund dafür herauszufinden, und machen Sie bis zu ihrem nächsten Rückschautermin weiter mit den Aufgaben zu Schritt 1. Denken Sie daran: Es hat keinen Sinn, durch das Programm zu hetzen. Um wirklich den vollen Nutzen daraus ziehen zu können, müssen Sie jeden Schritt erst ganz vollzogen haben, ehe Sie zum nächsten weitergehen.

Woche	Att.	E/A/D	„GT“	Kg	Anmerkungen
1	9		4	64,3	Mit Schritt 1 angefangen
2	7		7	65,2	
3	4		5	64,7	Schritt 2
4	3		5	62,9	
5	5		7	62,9	Schlimmer geworden – warum?
6	2		5	63,4	Am Wochenende Besuch bei den Eltern
7					
8					
9					
10					
11					
12					
13					
14					
15					
16					
17					
18					
19					
20					
21					
22					
23					
24					

Abbildung 9.5 Beispiel eines Verlaufsprotokolls nach sechs Wochen.

Schritt 2: Regelmäßig essen

Schritt 1: Den Anfang machen
Tagesprotokolle führen
Wöchentlich wiegen

Schritt 2: Regelmäßig essen
Einen neuen Essrhythmus einführen
Keine Abführmittel und Diuretika mehr nehmen

Schritt 3: Alternativen nutzen
Essattacken durch alternative Aktivitäten ersetzen

Schritt 4: Probleme lösen und Bilanz ziehen
Problemlöseverhalten üben
Fortschritte einschätzen

Schritt 5: Diäten und andere Formen des Vermeidungsverhaltens überwinden
Strenges Diätverhalten beenden
Vermeidungsverhalten überwinden

Schritt 6: Was bringt die Zukunft?
Rückfällen vorbeugen
Mit anderen Problemen fertig werden

Die Einführung eines neuen, aus regelmäßigen Mahlzeiten bestehenden Tagesplans ist das wahrscheinlich schlagkräftigste Element dieses Selbsthilfeprogramms. Dabei beschränkt sich das Essen auf drei geplante Mahlzeiten plus zwei bis drei geplante Zwischenmahlzeiten pro Tag. *Der regelmäßige Essrhythmus verdrängt die Essattacken*, deren Häufigkeit nun kontinuierlich abnimmt. Ehemals häufige Essattacken treten jetzt nur noch sporadisch auf.

Wie Sie einen regelmäßigen Essrhythmus einführen können

Ihr Ziel sollte darin bestehen, drei geplante Mahlzeiten plus zwei oder drei geplante Zwischenmahlzeiten pro Tag zu sich zu nehmen. Ein typisches Beispiel für einen solchen Rhythmus wäre:

08:00 Frühstück
10:30 Zwischenmahlzeit am Vormittag
12:30 Mittagessen
15:30 Zwischenmahlzeit am Nachmittag
19:00 Abendessen
21:00 Zwischenmahlzeit am Abend

In diesem Stadium sollte der Zeitpunkt, zu dem Sie essen, von dem vorher aufgestellten Plan und nicht von Hungergefühlen oder dem Drang zu essen bestimmt werden. In populären Zeitschriftenartikeln heißt es oft, wir sollten auf unsere Körpersignale achten und unseren Essrhythmus danach ausrichten. Dieser an sich einleuchtende Ratschlag übersieht die Tatsache, dass die natürlichen Körpersignale bei Menschen mit Essattacken oft gestört sind. Das ständige Hin und Her zwischen Diäten und Essattacken setzt die normalen Kontrollmechanismen wie die Wahrnehmung von Hunger und Sättigung außer Kraft, sodass sie leider keine verlässliche Größe mehr darstellen. Um sie wieder zu stärken, müssen Sie sich erst einmal nach einem starren Rhythmus richten. Später, wenn Sie erst einmal gelernt haben, regelmäßig zu essen, ohne dabei entweder Diät zu halten oder sich den Magen viel zu voll zu schlagen, wird das normale Hunger- und Sättigungsgefühl allmählich zurückkehren. Dann können Sie sich auch wieder stärker von diesem Gefühl leiten lassen, obgleich ein regelmäßiger Essrhythmus auch weiterhin wünschenswert sein wird.

Wenn Ihr Essverhalten sehr chaotisch ist, wird es Ihnen möglicherweise nicht gelingen, den neuen Essrhythmus gleich auf einmal einzuführen. In diesem Fall sollten Sie es Stück für Stück versuchen und mit dem Teil des Tages beginnen, der am wenigsten Probleme aufwirft. Bei den meisten Menschen ist dies die erste Tageshälfte. Fangen Sie z. B. damit an, Frühstück und Mittagessen (und eventuell eine Zwischenmahlzeit am Vormittag) einzuführen. Wenn Ihnen dies gelungen ist, fügen Sie nach und nach die anderen Mahlzeiten und Zwischenmahlzeiten hinzu, bis der gesamte Tagesplan umgesetzt ist.

Lassen Sie zwischen den geplanten Mahlzeiten und Zwischenmahlzeiten nicht mehr als drei bis vier Stunden vergehen. Natürlich müssen Sie den neuen Essrhythmus Ihren Verpflichtungen und anderen gegebenen Umständen anpassen. Außerdem können für Werktage und das Wochenende unterschiedliche Zeitpläne notwendig sein. Versuchen Sie dennoch, den Rhythmus so regelmäßig wie möglich zu gestalten, und lassen Sie zwischen den Mahlzeiten und Zwischenmahlzeiten keine allzu großen Lücken entstehen.

Lassen Sie keine Mahlzeit oder Zwischenmahlzeit aus. Diese Regel ist deshalb so wichtig, weil Sie das Auslassen einer geplanten Mahlzeit oder Zwischenmahlzeit für Essattacken anfällig macht.

Essen Sie nicht zwischen den geplanten Mahlzeiten und Zwischenmahlzeiten. Auf diese Weise wird Ihr Tagesablauf von den Mahlzeiten und Zwischenmahlzeiten strukturiert. Der Vormittag wird zu der Zeit zwischen Frühstück und Mittagessen, der frühe Nachmittag zu der Zeit zwischen Mittagessen und Zwischenmahlzeit am Nachmittag, der späte Nachmittag zu der Zeit zwischen Zwischenmahlzeit und Abendessen, und der Abend wird durch die letzte Zwischenmahlzeit in zwei Hälften geteilt. Die Tatsache, dass diese Zeiträume nie länger als drei bis vier Stunden sein werden und immer eine Mahlzeit oder Zwischenmahlzeit in Sicht ist, wird dazu führen, dass die Essattacken nachlassen, da die meisten Menschen zu solchen Attacken neigen, wenn sie lange, unstrukturierte Zeiträume aushalten müssen.

Wenn etwas schief geht (z. B. wenn Sie zwischen den Mahlzeiten und Zwischenmahlzeiten etwas essen oder eine Essattacke haben), ist es wichtig, so schnell wie möglich wieder in den regelmäßigen Rhythmus zurück zu finden. Widerstehen Sie mit aller Kraft der Versuchung, die nächste Mahlzeit oder Zwischenmahlzeit auszulassen oder auf ein Minimum zu beschränken. Dadurch würden Sie nur weitere Probleme heraufbeschwören.

Lassen Sie Ihren neuen Essrhythmus möglichst nicht durch andere Aktivitäten durcheinander bringen. Erliegen Sie nicht der Versuchung, Ihren neuen Plan für vermeintlich wichtigere Dinge auszusetzen. Versuchen Sie, Ihre Mahlzeiten und Zwischenmahlzeiten mit beruflichen und sonstigen Verpflichtungen in Einklang zu bringen, und bereiten Sie nötige unabwendbare Abweichungen rechtzeitig vor. Wenn Sie z. B. wissen, dass Sie an einem Abend ausnahmsweise erst um 22 Uhr zum Essen kommen werden, ziehen Sie die abendliche Zwischenmahlzeit am Abend so weit vor, dass zu der Zwischenmahlzeiten am Nachmittag keine allzu große Lücke entsteht.

Überlegen Sie zu Beginn eines jeden Tages (oder auch schon am Abend davor), wann Sie essen werden, und schreiben Sie die Zeiten oben auf Ihr Tagesprotokoll (siehe **Abbildung 9.7**). Zu jedem Zeitpunkt sollten Sie darüber informiert sein, wann die nächste Mahlzeit oder Zwischenmahlzeit ansteht. Sollte es einmal vorkommen, dass Sie noch nicht wissen, wie sich ein bestimmter Tag entwickeln wird, planen Sie ihn nur so weit wie möglich vor und legen Sie einen Zeitpunkt fest, an dem Sie die Essenszeiten für den Rest des Tages planen werden.

Zum jetzigen Zeitpunkt geht es nicht darum, WAS Sie essen, sondern nur darum, WANN Sie essen. In diesem Stadium spielt es wirklich keine Rolle, was Sie zu Ihren Mahlzeiten und Zwischenmahlzeiten zu sich nehmen. Wichtig ist, dass Sie Lebensmittel essen, bei denen Sie sich wohl fühlen. Sorgen Sie für ausreichende Vorräte solcher «sicheren» Lebensmittel. Beim Planen der Essenszeiten könnten Sie sich fragen, warum Sie nicht auch planen können, was und wie viel Sie essen. Sie müssen das nicht, können es aber tun, wenn Sie es wünschen – allerdings nur, wenn es bei Ihnen nicht zu viel Angst auslöst.

Wichtig ist, dass alles im Voraus – also am Abend vorher oder gleich am frühen Morgen – geplant wird, damit Sie Entscheidungen nicht «auf den letzten Drücker» treffen müssen.

Manche der Betroffenen sind versucht, aus Angst vor einer Gewichtszunahme zu den Mahlzeiten oder Zwischenmahlzeiten nur sehr wenig zu sich zu nehmen. Das ist alles andere als klug, da es Heißhunger erzeugen und dadurch das Risiko für Essattacken erhöhen kann. *Achten Sie deshalb darauf, nicht zu wenig zu essen.* Und versuchen Sie auf keinen Fall, das Gegessene wieder «loszuwerden», indem Sie sich erbrechen bzw. Abführmittel oder Diuretika nehmen.

Setzen Sie auf eine breite Auswahl von Lebensmitteln und *durchschnittlich große Portionen.* Was eine durchschnittliche Portion ist, können Sie sich klarmachen, indem Sie die Essgewohnheiten von Freunden oder Verwandten beobachten oder sich nach den Mengenangaben in Kochrezepten richten. Falls Sie jemanden haben, der Sie bei der Durchführung des Programms unterstützt, können Sie auch diese Person um Rat fragen.

Wenn Sie es schaffen, regelmäßig zu essen, kann dies dazu führen, dass Sie sich satt fühlen, auch wenn Sie relativ wenig gegessen haben. Beson-

Frühstück - 08:00
Mittagessen - 12:30
Zwischenmahlzeit - 15:30
Abendessen - 19:00
Zwischenmahlzeit - 21:00

Tag Dienstag Datum 4. Juni

Zeit	Essen und Trinken	Ort	*	E/L	Anmerkungen
7:40	Orangensaft				Damit ich bis zum Frühstück auskomme
8:10	Vollkornflakes Kleiner Muffin Kaffee	Küche			Darf nicht zu viel essen, da ich spät dran bin und angespannt bin wegen der Arbeit
12:35	Truthahnsandwich Kartoffelsalat Apfel	Bei der Arbeit			Kartoffelsalat etwas riskant. Wahrscheinlich zu viel zum Mittagessen, aber es war geplant
	Kaffee				
15:15	Apfel Cola Light	Bei der Arbeit			
17:40	Apfelsaft	Küche			Durstig nach dem Laufen
19:00	Großes Stück Pizza Zwei Kugeln Eis Entk. Kaffee		*		Hätte kein Eis essen sollen. Heute zu viel gegessen.
21:10	Kleines Stück Apfelkuchen				Geplante Zwischenmahlzeit

Abbildung 9.7 Tagesprotokoll mit regelmäßigen Mahlzeiten

ders wahrscheinlich ist dies, wenn Sie sich daran gewöhnt haben, sich nach dem Essen zu erbrechen bzw. Abführmittel oder Diuretika einzunehmen. Bei enger Kleidung kann dies noch stärker zum Tragen kommen. Es ist wichtig, sich klarzumachen, dass dieses Völlegefühl fast immer nach höchstens einer Stunde nachlässt. Am besten wäre es, wenn Sie zu den Mahlzeiten keine enge Kleidung tragen und sich nach den Mahlzeiten ablenken würden (auf die Ablenkung kommen wir noch in Schritt 3 zu sprechen). Wie bereits erwähnt, wird das natürliche Hunger- und Sättigungsgefühl nach und nach zurückkehren.

Tun Sie alles dafür, um sich an Ihren Plan zu halten, und bewerten Sie am Ende jeden Tages Ihren Erfolg. Im Bedarfsfall können Sie dann Anpassungen vornehmen, die Ihnen angemessen erscheinen. So könnten Sie z. B. feststellen, dass Sie Ihre Zwischenmahlzeit am Abend so spät eingeplant haben, dass Ihnen der Abend zu lang wird. In dem Fall könnten Sie die Zwischenmahlzeit vorverlegen.

Abbildung 9.7 zeigt ein von einer Frau mit Bulimia nervosa ausgefülltes Tagesprotokoll. Oben sehen Sie die geplanten Essenszeiten, an die sie sich auch sehr gut gehalten hat. Mit Ausnahme der Eiskrem nach dem Abendessen waren offenbar auch die Mengen angemessen. Zusätzlich hätte sie noch festhalten können, wann Sie den Plan für die Mahlzeiten erstellte.

Ein Hinweis zu Ihrem Körpergewicht

Vielleicht machen Sie sich Sorgen, die regelmäßigen Mahlzeiten und Zwischenmahlzeiten könnten dazu führen, dass Sie zunehmen. Besonders wahrscheinlich ist diese Sorge, wenn Sie bis dahin strikt Diät gehalten und sich kaum nach irgendwelchen Essenszeiten gerichtet haben. Durch die Regelmäßigkeit könnte es Ihnen so vorkommen, als würden Sie ungewöhnlich viel essen, und Sie könnten befürchten, dass Sie dadurch zwangsläufig zunehmen.

Die möglichen Auswirkungen unseres Selbsthilfeprogramms auf das Körpergewicht wurden in Teil I ausführlich besprochen. *In der Regel führt die Einführung regelmäßiger Mahlzeiten und Zwischenmahlzeiten nicht zu einer Gewichtszunahme.* Im Gegenteil, Sie können davon ausgehen, dass sich Ihr Körpergewicht entweder gar nicht verändert oder Sie sogar etwas abnehmen, weil die Essattacken durch die Einführung regelmäßiger Essgewohnheiten zurückgehen. Und da die meisten Essattacken mit der Aufnahme vieler Kalorien verbunden sind, kann schon eine nachlassende Häufigkeit zu einer bedeutenden Verringerung der gesamten Kalorienaufnahme führen. Dies trifft auch dann zu, wenn Sie sich bisher nach den Essattacken erbrochen bzw. Abführmittel oder Diuretika genommen haben, da keine dieser Methoden die Kalorienaufnahme tatsächlich bedeutsam verringern kann. (Wenn Sie daran zweifeln, sollten Sie Kapitel 4 und 5 noch einmal lessen, um sich die Unwirksamkeit dieser Methoden ins Gedächtnis zu rufen.)

Einige Ratschläge zu den Mahlzeiten

Mahlzeiten können für Menschen mit Essattacken ein Problem sein. Manche der folgenden Anregungen und Tipps mögen für Sie nicht relevant oder aufgrund verschiedener Umstände nicht umsetzbar sein. Lesen Sie dennoch alle Hinweise aufmerksam durch und versuchen Sie, die für Sie relevanten zu beherzigen. *Denken Sie daran, dass Sie diese Anweisungen nicht auf Dauer befolgen müssen.* Es sind vorübergehende Maßnahmen, die Ihnen helfen sollen, die Kontrolle über Ihr Essverhalten zu gewinnen. Wenn diese Maßnahmen nicht mehr nötig sind, können Sie sie auch wieder ablegen.

Essen Sie zuhause nur an ganz bestimmten Plätzen. Kontrolle erlangen Sie auch dadurch, indem Sie bestimmte Regeln einhalten. Dazu gehört, dass Sie sich zuhause auf ein oder zwei festgelegte Essplätze (z. B. Esstisch und Couchtisch) beschränken. Achten Sie darauf, dass sich Ihre Essplätze nicht in Greifnähe irgendwelcher Lebensmittelvorräte befinden. Schlafzimmer und Bad sollten auf jeden Fall als Essplätze tabu bleiben. Falls Ihnen nur ein Zimmer zur Verfügung steht, sollten Sie sich auf einen festen Essplatz in diesem Zimmer beschränken.

Konzentrieren Sie sich auf das Essen. So verlockend es sein mag, sich während des Essens abzulenken – dieser Versuchung sollten Sie unbedingt widerstehen. Anstatt sich sozusagen nebenbei irgendetwas in den Mund zu stopfen, sollten Sie sich ganz auf das Essen konzentrieren. Nur so können Sie lernen, das Essen auch zu genießen. Achten Sie auch in anderer Hinsicht darauf, wie Sie essen. So ist es z. B. wichtig, nicht zu schnell zu essen. Auch indem Sie alles rund ums Essen ganz bewusst tun, können

Sie verhindern, dass sich ihre Mahlzeiten und Zwischenmahlzeiten in Essattacken verwandeln. Deshalb sollten Sie unbedingt diese beiden Regeln befolgen:

- *Tun Sie nichts anderes, während Sie essen* (sehen Sie z. B. nicht fern).
- *Setzen Sie sich hin, während Sie essen.* Wenn Sie beim Essen umhergehen, kann dies leicht dazu führen, dass Sie sich hier und da noch etwas Essbares in den Mund stecken und vielleicht so in eine Essattacke hineingeraten.

Legen Sie schon vorher die Größe Ihrer Portionen fest. Stellen Sie bei Mahlzeiten oder Zwischenmahlzeiten immer nur die vorher geplanten Mengen auf den Tisch. Lassen Sie wenn möglich Packungen und Schüsseln in der Küche, damit Sie nicht in Versuchung geraten, mehr zu essen als Sie eigentlich vorhatten.

Üben Sie sich in Selbstbeherrschung.

- *Gewöhnen Sie sich an, zwischen den einzelnen Bissen Ihr Besteck abzulegen.*
- *Legen Sie während der Mahlzeiten immer wieder kleine Pausen ein.*
- *Üben Sie, auf Ihrem Teller Reste zu lassen*, auch wenn es Ihnen wie Verschwendung vorkommen mag. Alles, was Sie davon abhält, eine Essattacke zu bekommen, kann in Wirklichkeit keine Verschwendung sein.
- *Werfen Sie Reste weg.* In diesem Stadium könnten sie eine zu große Verlockung sein.

Lassen Sie sich nicht dazu überreden, mehr zu essen als Sie vorhatten. Vor allem, wenn man bei anderen zu Gast ist, wird man oft gedrängt, sich eine zweite Portion oder größere Mengen zu nehmen als man eigentlich wollte. Diesem Druck müssen Sie unbedingt widerstehen. Üben Sie, höflich, aber bestimmt abzulehnen, indem Sie z. B. sagen: «Nein, danke. Es hat sehr gut geschmeckt, aber ich bin wirklich satt.» Wenn die anderen trotzdem Essen auf Ihren Teller häufen, lassen Sie es unberührt. In diesem Fall sind nicht Sie unhöflich, sondern die anderen.

Ziehen Sie bei größeren Festessen zwischen den einzelnen Gängen Bilanz. Mahlzeiten bei anderen Leuten oder in Restaurants können besonders schnell außer Kontrolle geraten. Es kann sein, dass Sie nicht wissen, wie viele Gänge serviert werden oder wie viel es insgesamt zu essen gibt. Versuchen Sie deshalb, Herr des Geschehens zu bleiben. Achten Sie darauf, nicht zu viel Alkohol zu trinken, damit Ihr Urteilsvermögen und Ihre Willenskraft nicht beeinträchtigt werden. Bei größeren Festessen mit vielen Gängen fällt es oft leichter, ein oder zwei Gänge ganz auszulassen, als zu versuchen, sich bei jedem einzelnen Gang bei der Menge zu beschränken. Büfetts stellen eine besondere Herausforderung dar. Am besten ist es, sich zum Anfang erst einmal einen gründlichen Überblick zu verschaffen und dann zu planen, was man essen will.

Einige Ratschläge zum Einkaufen und Kochen

Viele Menschen mit Essattacken haben Schwierigkeiten mit dem Einkaufen und Kochen, was vor allem damit zusammenhängt, dass die Auswahl an Lebensmitteln so riesengroß ist.

Wie im vorigen Abschnitt kann es vorkommen, dass nicht alle der folgenden Tipps für Sie relevant sind. Lesen Sie trotzdem alles durch und versuchen Sie, möglichst viele Ratschläge umzusetzen

Begrenzen Sie Ihre Vorräte an «gefährlichen» Lebensmitteln. In diesem Stadium ist es am besten, all die Lebensmittel, die bisher bei Ihnen Essattacken auslösen konnten oder die Sie bei Essattacken verzehrt haben, eher nicht vorrätig zu halten. Machen Sie deshalb schon beim Einkauf einen Bogen um diese Lebensmittel. Wenn dies nicht geht, begrenzen Sie die gekaufte Menge.

Sorgen Sie für eine ausreichende Menge an «sicheren» Lebensmitteln. Es ist wichtig, dass Sie reichlich Vorräte an den Lebensmitteln im Haus haben, die Ihnen keine Probleme bereiten.

Planen Sie Ihren Einkauf. Gehen Sie nicht spontan (und schon gar nicht hungrig) zum Lebensmitteleinkauf. Schreiben Sie eine Einkaufsliste. Wenn möglich, gehen Sie an den Tagen, an denen Sie das Gefühl haben, für Essattacken anfällig zu sein, lieber nicht einkaufen. Vielleicht hilft es Ihnen auch, eine Person Ihres Vertrauens mit zum Einkauf zu nehmen.

Nehmen Sie nur einen bestimmten Geldbetrag mit zum Einkauf. An Tagen, an denen Sie das Gefühl haben, dass es zu einer Essattacken kommen könnte, kann es hilfreich sein, nur eine begrenzte Geldmenge mit zum Einkauf zu nehmen und mögliche Spontankäufe auf diese Weise von vornherein zu vereiteln.

Kosten Sie nicht beim Kochen. Auch mit dem, was Sie beim Kochen kosten, können sie Essattacken auslösen. Manche Menschen finden es hilfreich, beim Kochen Kaugummi zu kauen, weil sie dann nicht kosten können.

Vermeiden Sie unnötigen Kontakt mit Lebensmitteln.

- *Kochen.* Manche Menschen mit Essattacken kochen viel und gern. Die ständige gedankliche Beschäftigung mit dem Essen findet bei ihnen im Kochen für sich und andere ihren «gesellschaftsfähigen» Ausdruck. Versuchen Sie unbedingt, dieser Neigung zu widerstehen, denn das ständige Hantieren mit Lebensmitteln stellt im Hinblick auf Ihre Essattacken ein Risiko dar.
- *Arbeit in der Lebensmittelbranche.* In manchen Fällen erstreckt sich der Rat, den ständigen Kontakt mit Lebensmitteln zu vermeiden, auch auf die tägliche Arbeit. Es kommt nicht selten vor, dass Menschen mit Essattacken direkt oder indirekt mit Lebensmitteln arbeiten, z. B. in Restaurants servieren, Käse oder Wurst verkaufen usw. Wenn der ständige Kontakt mit Lebensmitteln zu Ihren Essattacken beiträgt und einer Lösung Ihrer Essprobleme im Wege steht, sollten Sie ernsthaft darüber nachdenken, Ihren Arbeitsplatz zu wechseln.
- *Gäste bewirten.* Manche Menschen mit Essattacken haben die Neigung, anderen Essen und Trinken förmlich aufzudrängen. Das ist keine gute Idee. Behandeln Sie andere lieber, wie Sie selbst behandelt werden möchten. Bieten Sie Ihren Gästen etwas zu essen und zu trinken an, aber nötigen Sie sie nicht, sich etwas zu nehmen oder mehr zu essen als sie ursprünglich wollten.

Nicht mehr erbrechen

Manche Menschen mit Essattacken erbrechen sich nach dem Essen (siehe Kapitel 4). Bei der großen Mehrheit tritt dies nur nach Essattacken auf.

Wenn die Essattacken nachlassen, hört deshalb auch das Erbrechen auf. In der Regel muss es also nicht getrennt behandelt werden. Der wichtigste Ratschlag lautet, Mahlzeiten und Zwischenmahlzeiten zu wählen, bei denen Sie nicht das Gefühl haben, sie anschließend unbedingt wieder «loswerden» zu müssen. Wenn Sie dennoch versucht sind, sich nach dem Essen zu erbrechen, versuchen Sie mit aller Kraft, diesem Drang zu widerstehen. Wie das Völlegefühl nach dem Essen wird auch der Drang zum Erbrechen nach einer Weile nachlassen. Wenn der Drang sehr stark ist, lenken Sie sich am besten ab, bis er vorüber ist. Sie können das Erbrechen auch erschweren, indem Sie in Gesellschaft anderer bleiben. *Denken Sie daran: Erbrechen führt oft zu weiteren Essattacken.*

Eine kleine Minderheit von Menschen erbricht nach jedem Essen. Falls dies auf Sie zutrifft und Sie nicht damit aufhören können, sollten Sie therapeutische Hilfe suchen. Diese Angewohnheit allein zu überwinden, ist äußerst schwierig.

Keine Abführmittel und Diuretika mehr nehmen

Bei den Abführmitteln sind zwei Arten der Einnahme verbreitet: Manche Menschen nehmen sie in dem Wunsch, eine vorausgegangene Essattacke ungeschehen zu machen, ähneln also in ihrem Verhalten denen, die sich nach dem Essen zum Erbrechen zwingen. Andere nehmen regelmäßig Abführmittel in dem Glauben, die tägliche Kalorienaufnahme damit verringern zu können. Die Einnahme von Abführmitteln gehört also quasi mit zu ihrem Diätverhalten. Diuretika werden meist regelmäßig eingenommen.

Was gerade über das selbst herbeigeführte Erbrechen gesagt wurde, gilt in gleicher Weise auch für die Einnahme von Abführmitteln nach einer Essattacke. Falls Sie Abführmittel oder Diuretika regelmäßig einnehmen, lautet mein Rat, einfach damit aufzuhören. Den meisten Betroffenen fällt dies erstaunlich leicht, vor allem, wenn Sie einmal begriffen haben, wie wenig diese Mittel bewirken, wenn es um die Aufnahme von Kalorien geht. Falls es Ihnen dennoch schwer fällt, von heute auf morgen damit aufzuhören, schleichen Sie sich allmählich aus, indem Sie die tägliche Dosis nach jedem Rückschautermin halbieren.

Wenn Sie regelmäßig Abführmittel oder Diuretika eingenommen haben und diese plötzlich absetzen, kann es *vorübergehend* zu einer Flüssigkeitseinlagerung kommen, die mit einer gewissen Zunahme beim Körpergewicht verbunden ist. Sollte dies auch bei Ihnen der Fall sein, denken Sie daran, dass diese Einlagerungen nach etwa einer Woche wieder verschwinden werden und auch die Waage dann wieder ein niedrigeres Gewicht anzeigen wird.

Was Sie tun sollten

Füllen Sie auch weiterhin täglich Ihre Protokolle aus und wiegen Sie sich einmal wöchentlich. Führen Sie zusätzlich regelmäßige Mahlzeiten und Zwischenmahlzeiten ein. Prüfen Sie Ihre Fortschritte beim nächsten Rückschautermin in drei oder vier Tagen.

Erwarten Sie nicht, dass es Ihnen von Anfang an leicht fallen wird, nach einem festen Rhythmus zu essen. Es kann durchaus sein, dass Sie damit Probleme haben, z. B. essen wollen, wenn dies laut Plan nicht vorgesehen ist, oder – umgekehrt – gar keinen Appetit verspüren, obwohl es Zeit für eine Mahlzeit ist. Bleiben Sie dennoch am Ball und notieren Sie alle auftretenden Probleme in Ihren Tagesprotokollen. Die zu den Mahlzeiten, dem Einkaufen und dem Kochen gegebenen Hinweise in diesem Kapitel sollten Ihnen helfen, diese Schwierigkeiten zu lösen. Weitere Hinweise finden Sie in den Abschnitten zu Schritt 3 und 4.

Rückschau Schritt 2

In der Regel dauert es mehrere Wochen, bis sich ein regelmäßiger Essrhythmus eingespielt hat. Wie bereits erwähnt, funktioniert dies an den Vormittagen oft am einfachsten. Wenn Sie sich also nicht gleich die Einführung regelmäßiger Mahlzeiten für den ganzen Tag zutrauen, fangen Sie mit den Vormittagen an und versuchen Sie, einen festen Zeitplan mit Frühstück, Zwischenmahlzeit und Mittagessen umsetzen. In den folgenden Wochen arbeiten Sie sich dann langsam voran und führen die anderen Mahlzeiten und Zwischenmahlzeiten ein.

Um Ihre Fortschritte einschätzen zu können, studieren Sie Ihre Tagesprotokolle. Schauen Sie sich am Ende eines jeden Tages an, was Sie dort eingetragen haben, und planen Sie zusätzlich auch weiterhin zweimal in der Woche einen Rückschautermin ein. Beantworten Sie dabei die unten

Fragen zur Rückschau in Schritt 2

- Fülle ich täglich meine Tagesprotokolle aus?
- Lässt sich meine Selbstbeobachtung noch verbessern?
- Sind bei meinem Essverhalten irgendwelche Muster zu erkennen?
- Wiege ich mich einmal wöchentlich?
- Plane ich täglich meine Mahlzeiten und Zwischenmahlzeiten?
- Versuche ich tatsächlich, mich beim Essen auf die Mahlzeiten und Zwischenmahlzeiten zu beschränken?
- Lasse ich Mahlzeiten oder Zwischenmahlzeiten aus?
- Sind die Lücken zwischen Mahlzeiten und Zwischenmahlzeiten nicht größer als drei bis vier Stunden?
- Esse ich zwischen den Mahlzeiten?
- Finde ich wieder zu einem regelmäßigen Rhythmus zurück, wenn einmal etwas schief geht?
- Gelingt es mir, meinen Essrhythmus so anzupassen, dass er auch besonderen Situationen gerecht werden kann?
- Habe ich aufgehört, mich zu erbrechen bzw. Abführmittel oder Diuretika zu nehmen?

aufgelisteten Fragen, und *füllen Sie am Ende jeder Woche eine entsprechende Zeile in Ihrem Verlaufsprotokoll aus.* Als «guter Tag» gilt in dieser Phase ein Tag, an dem Sie Ihr Tagesprotokoll ausgefüllt und sich an den geplanten Essrhythmus gehalten halten. Ob Sie noch Essattacken hatten oder nicht, spielt dabei keine Rolle.

Bei den Rückschauterminen stellen Sie sich die folgenden Fragen:

1. Plane ich täglich meine Mahlzeiten und Zwischenmahlzeiten? Denken Sie daran: Diese Planung ist für den Erfolg des Programms von größter Bedeutung. Wenn Sie sich nicht daran halten, ist es sehr unwahrscheinlich, dass Sie Ihre Essattacken überwinden werden. Niemand verlangt von Ihnen, dass Sie Ihr ganzes Leben lang immer stur nach Zeitplan essen, aber zurzeit ist es sehr wichtig, dass Sie Ihre Mahlzeiten und Zwischenmahlzeiten genau vorausplanen. *Nur wenn Sie Ihrem Problem immer einen Schritt voraus sind, anstatt ihm ständig hinterher zu hinken, können Sie die Kontrolle über Ihr Essverhalten wiedererlangen.* Jeden Morgen (oder, wenn Ihnen das besser passt, am vorigen Abend) sollten Sie aufschreiben, wann Ihre Mahlzeiten und Zwischenmahlzeiten stattfinden sollen. Setzen

Sie alles daran, diesen Plan auch einzuhalten. Auf diese Weise können Sie Ihren Problemen aktiv etwas entgegensetzen, anstatt unvermutet von ihnen überrollt zu werden.

2. *Versuche ich tatsächlich, mich beim Essen auf die Mahlzeiten und Zwischenmahlzeiten zu beschränken?* Auch dieser Punkt ist für den Erfolg des Programms wesentlich.

3. *Lasse ich Mahlzeiten oder Zwischenmahlzeiten aus?* Es ist wichtig, dass Sie keine Mahlzeiten oder Zwischenmahlzeiten auslassen, da die entstehenden Lücken Sie für Essattacken anfällig machen würden.

4. *Sind die Lücken zwischen Mahlzeiten und Zwischenmahlzeiten nicht größer als drei bis vier Stunden?* Aus dem gleichen Grund sollten die Abstände zwischen Mahlzeiten und Zwischenmahlzeiten nicht länger sein als drei bis vier Stunden.

5. *Esse ich zwischen den Mahlzeiten?* Das Ziel besteht darin, sich beim Essen auf die geplanten Mahlzeiten und Zwischenmahlzeiten zu beschränken. Ob Ihnen dies gelungen ist, sehen Sie daran, ob Ihre Tagesprotokolle ein klares Muster aufweisen, das dem oben notierten Plan entspricht.

Höchstwahrscheinlich werden Sie in diesem Stadium noch immer Essattacken haben. Verlieren Sie deshalb nicht den Mut. Das wichtigste ist, dass Sie nach jeder Essattacke so schnell wie möglich wieder zu einem regelmäßigen Essrhythmus zurückfinden. Widerstehen Sie mit aller Kraft der Versuchung, die nächste Mahlzeit oder Zwischenmahlzeit auszulassen, denn dies würde Sie nur für weitere Essattacken anfällig machen.

6. *Finde ich wieder zu einem regelmäßigen Rhythmus zurück, wenn einmal etwas schief geht?* Es ist sehr wichtig, nicht einfach aufzugeben, wenn einmal etwas nicht so läuft, wie Sie es sich vorgenommen haben. Menschen mit Essattacken neigen dazu, Tage als Einheiten zu sehen und gleich den ganzen Tag als misslungen abzuschreiben, wenn irgendetwas aus dem Ruder läuft. Dies ist alles andere als förderlich und ein Beispiel für das problematische «Alles oder Nichts»-Denken (siehe Kapitel 4). Setzen Sie alles daran, sobald wie möglich wieder zu Ihrem Plan zurückzukehren, anstatt bis zum nächsten Tag damit zu warten.

7. *Gelingt es mir, meinen Essrhythmus so anzupassen, dass er auch besonderen Situationen gerecht werden kann?* Ihr Essrhythmus darf nicht zu rigide

sein, sonst bekommen Sie Schwierigkeiten, wenn es zu besonderen Situationen wie Ausflügen, Urlauben oder Feiertagen kommt. Prüfen sie Ihre Tagesprotokolle auch daraufhin, ob es Ihnen gelungen ist, mit solchen besonderen Umständen flexibel umzugehen.

8. *Habe ich aufgehört, mich zu erbrechen bzw. Abführmittel oder Diuretika zu nehmen?* Alle drei extremen Maßnahmen zur vermeintlichen Gewichtskontrolle fördern nachweislich weitere Essattacken. Es ist ganz wichtig, dass Sie damit aufhören und dabei den in den entsprechenden Abschnitten aufgeführten Ratschlägen folgen.

Wann ist es Zeit für den nächsten Schritt?

Die meisten benötigen mehrere Wochen für Schritt 2. Sie brauchen aber nicht unbedingt abzuwarten, bis Sie jede Woche sieben «gute Tage» haben, ehe Sie zu Schritt 3 weitergehen, denn die unter Schritt 3 gegebenen Hinweise werden Ihnen helfen, die Vorgaben von Schritt 2 einzuhalten. Wichtig ist, dass Sie bei Ihrem Rückschautermin auf alle acht Fragen die richtigen Antworten geben können. Wenn nicht, sollten Sie den Text zu Schritt 2 noch einmal durchlesen und mindestens eine weitere Woche bei Schritt 2 bleiben.

Wenn Sie für den nächsten Schritt bereit sind, erledigen Sie weiter die mit Schritt 1 und 2 verbundenen Aufgaben und beginnen Sie zusätzlich, die zu Schritt 3 gehörenden Veränderungen umzusetzen.

Schritt 3: Alternativen nutzen

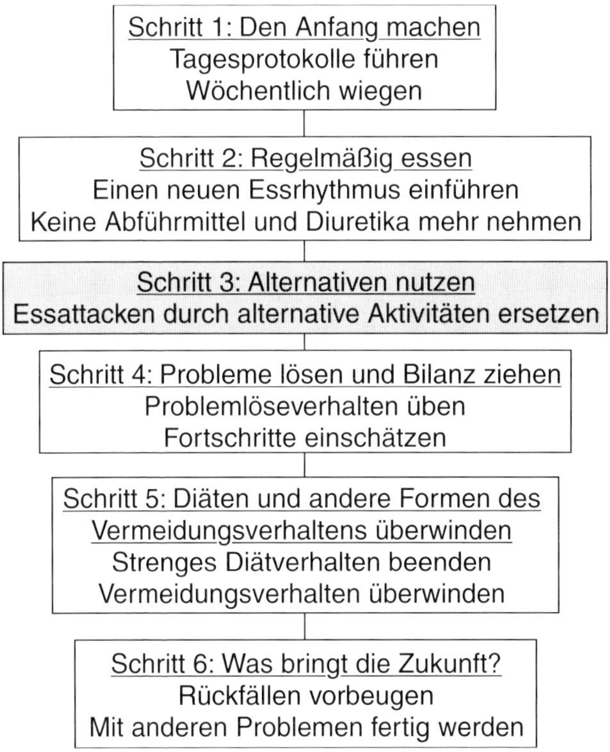

Eine wichtige Fähigkeit, die Sie entwickeln müssen, besteht darin, dem Drang nach Essattacken standzuhalten. In Schritt 2 versuchten Sie, sich beim Essen auf geplante Mahlzeiten und Zwischenmahlzeiten zu beschränken. Manchen Menschen fällt das nicht schwer, haben andere damit Probleme. Damit Sie nicht in Versuchung geraten, zwischen den geplanten Mahlzeiten und Zwischenmahlzeiten zu essen, brauchen Sie eine breite Palette unverfänglicher Alternativen, auf die Sie im Bedarfsfall zurückgreifen können.

Alternative Aktivitäten

Stellen Sie eine Liste alternativer Aktivitäten zusammen. Wählen Sie dabei solche Aktivitäten aus, die sich mit dem Essen gar nicht oder wenigstens nur schlecht vereinbaren lassen. Dabei wird es von Person zu Person große Unterschiede geben. Hier sind einige typische Beispiele:

- Sport treiben, z. B. schwimmen, zügig spazierengehen, Fahrrad fahren, joggen, an einem Aerobic-Kurs teilnehmen
- Mit den Kinder rausgehen
- Baden oder duschen
- Freunde oder Verwandte anrufen (bevorzugt jemanden, der mit dem Programm vertraut ist und sie dabei unterstützt)
- Musik hören (Manche Menschen berichten, dass bestimmte Arten von Musik sich bei ihnen nicht mit einer Essattacke vertragen, weil sie dafür nicht die «richtige» Atmosphäre schaffen.)

Stellen Sie Ihre persönliche Liste ganz nach Ihren eigenen Vorlieben zusammen. Achten Sie darauf, dass es sich tatsächlich um *Aktivitäten* handelt, Sie dabei also aktiv sein und etwas tun müssen, anstatt passiv zu bleiben (wie z. B. beim Fernsehen). Außerdem sollte sich das Ganze nicht zu einem Pflichtprogramm ausarten; wählen Sie Aktivitäten, die Sie als erfreulich und angenehm empfinden.

Schreiben Sie die Liste mit alternative Aktivitäten auf ein Kärtchen, das Sie stets bei sich tragen. Dann haben Sie in schwierigen Zeiten immer etwas, auf das Sie zurückgreifen können.

Wenn Sie zwischen den geplanten Mahlzeiten und Zwischenmahlzeiten den Drang zu essen verspüren, tragen Sie dies sofort in Spalte 6 Ihres Tagesprotokolls ein. Holen Sie dann Ihre Liste mit alternativen Aktivitäten hervor und gehen Sie sie die Reihe nach durch. Sagen wir, es ist 19 Uhr, und Sie haben gerade zu Abend gegessen. Vielleicht haben Sie das Gefühl, ohnehin schon zu viel gegessen zu haben, und sind versucht, dem Drang nach einer Essattacke nachzugeben. Vielleicht sind Sie aber auch bloß müde, weil Sie einen anstrengenden Tag hinter sich haben, und haben für den Abend keine Pläne. In beiden Fällen springt das Risiko ins Auge. Wenn Sie gewissenhaft Protokoll geführt haben, werden Sie merken, dass Ihnen möglicherweise Probleme drohen. Mit Hilfe Ihres Protokolls werden Sie den Problemen jedoch einen Schritt voraus sein. Sie werden aufgeschrieben haben, was Sie zum Abendessen zu sich genommen haben, und in Spalte 6 wird sich ein Eintrag finden, der z. B. lauten könnte: «Gefühl, zu viel gegessen zu haben. Bin müde, langer Abend vor mir. Starker Drang, einfach weiter zu essen.» Was sollten Sie in einem solchen Fall unternehmen?

Zunächst einmal gilt es, die beiden miteinander verwandten Probleme zu erkennen. Das erst besteht in Ihrem Drang nach einer Essattacke, das zweite in der Tatsache, dass Sie für den Abend nichts vorhaben. In diesem Teil des Programms befassen wir uns mit dem ersten Problem, das zweite wird in Schritt 4 angesprochen.

Damit Sie dem Drang nach einer Essattacke standhalten können, müssen drei Voraussetzungen erfüllt sein:

1. Es muss Zeit vergehen. Der Drang zu essen lässt mit der Zeit nach. Schon eine halbe Stunde kann ausreichen, um den Drang so abzuschwächen, dass Sie ihm leicht widerstehen können. Folglich müssen Sie sich eine Weile lang mit irgendetwas beschäftigen, das Sie ablenken kann.
2. Sie müssen sich das Essen so schwer wie möglich machen.
3. Sie müssen irgendetwas anderes tun, und zwar vorzugsweise etwas, das Ihnen Spaß macht.

Holen Sie also Ihre Liste mit den alternative Aktivitäten hervor und schauen Sie sich an. Es ist 19 Uhr und Sie haben keine Pläne für den Abend. Was tun? Sie könnten sich für zwei Maßnahmen entscheiden: Erstens könnten Sie irgendetwas Sportliches tun. Zwar sind Sie momentan noch müde und schlapp, aber Sie wissen auch, dass Sie sich anschließend besser fühlen werden. Außerdem werden Sie in der Zeit, in der Sie Sport treiben, nicht essen können, und die Bewegung wird Ihnen helfen, sich zu entspannen. Ehe Sie jedoch mit dem Sport beginnen, könnten Sie zweitens einige Freunde anrufen, um zu sehen, ob jemand Zeit und Lust hat, sich später noch mit Ihnen irgendwo zu treffen. Rufen Sie also erst Ihre Freunde an, um sich eventuell für später zu verabreden. Dann machen Sie Sport und nehmen anschließend eine Dusche. Und die ganze Zeit über haben Sie die Gewissheit, dass gegen 21 Uhr Ihre Zwischenmahlzeit auf Sie wartet.

Mit einem solchen Plan haben Sie gute Chancen, dem Drang nach einer Essattacke zu widerstehen. Das Telefonieren wird Sie ablenken und – mit ein bisschen Glück – für eine Verabredung für den späteren Abend sorgen. Sport und Dusche werden die Zeit füllen und Ihr Selbstwertgefühl stärken.

Anfangs werden Sie womöglich die Erfahrung machen, dass der Drang zu essen nur langsam abnimmt. Wenn Sie weiter üben, sich alternativen Aktivitäten zuzuwenden, werden Sie jedoch feststellen, dass er immer schneller nachlässt. Am Ende wird er ganz verschwinden oder so schwach sein, dass sie ihn leicht ignorieren können.

Eine negative Auswirkung davon, zwischen den geplanten Mahlzeiten und Zwischenmahlzeiten nichts zu essen, müssen wir ebenfalls erwähnen: Die unangenehmen Gefühle und Gedanken, die manchmal zu Essattacken führen, können dadurch nicht mehr ausgeblockt werden. Trotz der Freude darüber, dass es wesentlich seltener zu Essattacken kommt, fühlen manche Menschen sich deshalb schlechter. In Schritt 4 wird erklärt, wie man mit diesen Auslösern umgehen kann.

Was Sie tun sollten

Wenn Sie zwischen Ihren geplanten Mahlzeiten und Zwischenmahlzeiten den Drang zu essen verspüren, sollten Sie sich auf Ihre alternative Aktivitäten besinnen und diese auch anwenden. Vielleicht wird Ihnen dies nicht immer gelingen, doch mit ein wenig Übung wird es Ihnen im Laufe der Zeit immer leichter fallen. Planen Sie weiterhin zweimal in der Woche einen Rückschautermin und schätzen Sie dabei Ihre Fortschritte ein.

Es gibt zwei allgemeine Ziele: Erstens sollen Sie lernen, den Drang nach einer Essattacke so früh wie möglich zu erkennen. Zweitens sollen Sie lernen, diesem Drang zu widerstehen.

Rückschau Schritt 3

Bei jedem Rückschautermin sollten Sie Ihre Tagesprotokolle durchsehen und sich (zusätzlich zu den Fragen aus Schritt 1 und 2) die folgenden Fragen stellen:

1. *Habe ich eine Liste alternativer Aktivitäten aufgestellt?* Sie sollten diese Liste auf ein Kärtchen geschrieben haben und immer bei sich tragen. Im Bedarfsfall haben Sie die Liste dann immer zur Hand. Es kann sein, dass Sie die Liste noch verändern müssen, wenn Sie damit einige Erfahrungen

Fragen zur Rückschau in Schritt 3

- Habe ich täglich meine Protokolle geführt?
- Lässt sich meine Selbstbeobachtung noch verbessern?
- Sind bei meinem Essverhalten irgendwelche Muster zu erkennen?
- Wiege ich mich einmal wöchentlich?
- Plane ich täglich meine Mahlzeiten und Zwischenmahlzeiten?
- Versuche ich tatsächlich, mich beim Essen auf die Mahlzeiten und Zwischenmahlzeiten zu beschränken?
- Lasse ich Mahlzeiten oder Zwischenmahlzeiten aus?
- Sind die Lücken zwischen Mahlzeiten und Zwischenmahlzeiten nicht größer als drei bis vier Stunden?
- Esse ich zwischen den Mahlzeiten?
- Finde ich wieder zu einem regelmäßigen Rhythmus zurück, wenn einmal etwas schief geht?
- Gelingt es mir, meinen Essrhythmus so anzupassen, dass er auch besonderen Situationen gerecht werden kann?
- Habe ich aufgehört, mich zu erbrechen bzw. Abführmittel oder Diuretika zu nehmen?
- Habe ich eine Liste alternativer Aktivitäten aufgestellt?
- Halte ich den Drang, zwischen den Mahlzeiten und Zwischenmahlzeiten zu essen, im Protokoll fest?
- Nutze ich bei Bedarf meine Liste alternativer Aktivitäten?
- Könnte ich den Einsatz alternative Aktivitäten noch verbessern?

gesammelt haben, weil manche Aktivitäten vielleicht sehr gut funktionieren, andere dagegen nicht.

2. *Halte ich den Drang, zwischen den Mahlzeiten und Zwischenmahlzeiten zu essen, im Protokoll fest?* Sie sollten diesen Drang unbedingt sofort in Spalte 6 Ihres Protokoll notieren. Wenn Sie ihm erfolgreich entgegenwirken wollen, müssen Sie ihn dann festhalten, wenn Sie ihn erleben, und nicht erst Stunden später.

Schauen Sie die Tagesprotokolle durch, die Sie seit dem Übergang zu Schritt 3 geführt haben. Hatten Sie den Drang, zwischen den Mahlzeiten und Zwischenmahlzeiten zu essen? Haben Sie ihn schriftlich festgehalten, sobald er aufgetreten ist? Auch wenn Sie nichts in Spalte 6 notiert haben, aber zu anderen Zeiten als Ihren geplanten Mahlzeiten und Zwischenmahlzeiten gegessen haben, spricht dies dafür, dass Sie einen solchen Drang hatten.

3. *Nutze ich bei Bedarf meine Liste alternativer Aktivitäten?* Haben Sie immer dann, wenn Sie zwischen den Mahlzeiten und Zwischenmahlzeiten den Drang zu essen verspürten, Ihre Liste alternativer Aktivitäten eingesetzt? Klar ist, dass Sie nur dann Fortschritte machen können, wenn Sie üben, dem Drang nach Essattacken etwas entgegenzusetzen.

4. *Könnte ich den Einsatz alternativer Aktivitäten noch verbessern?* Wie ist dieser Einsatz verlaufen? Haben Sie früh genug reagiert? Haben Sie eine oder mehrere Aktivitäten von Ihrer Liste einsetzen können? Welche haben funktioniert, welche eher nicht? Haben Sie Ihre Liste entsprechend abgeändert?

Denken Sie auch daran, am Ende jeder Woche eine Zeile in Ihrem Verlaufsprotokoll auszufüllen. Als «gut» gilt jetzt jeder Tag, an dem Sie genau Protokoll geführt haben (Schritt 1), an dem Sie sich an Ihren geplanten Essrhythmus gehalten haben (Schritt 2) und an dem Sie Ihre Liste alternativer Aktivitäten eingesetzt haben, um dem Drang zum Essen zu widerstehen (Schritt 3). Ob Sie Essattacken hatten oder nicht, spielt bei der Bewertung keine Rolle. Ob ein Tag als «gut» gelten kann, hängt allein davon ab, ob es Ihnen gelungen ist, die in diesem Programm gestellten Aufgaben zu erfüllen.

Wann ist es Zeit für den nächsten Schritt?

Wie lange Sie bei diesem Schritt verweilen sollten, lässt sich unmöglich vorhersagen, denn es hängt auch davon ab, ob Sie die Gelegenheit hatten, alternative Aktivitäten anzuwenden. Wenn Sie im Rahmen eines Rückschautermins zu der Erkenntnis gelangen, dass Sie außerhalb Ihrer Mahlzeiten und Zwischenmahlzeiten den Drang zu essen verspüren, aber noch nicht erfolgreich genug dagegen angehen, sollten Sie den Übergang zum nächsten Schritt noch hinausschieben. Der erfolgreiche Einsatz alternativer Aktivitäten erfordert Übung, deshalb ist es wichtig, dass Sie jede sich bietende Gelegenheit dazu nutzen.

Schritt 4: Probleme lösen und Bilanz ziehen

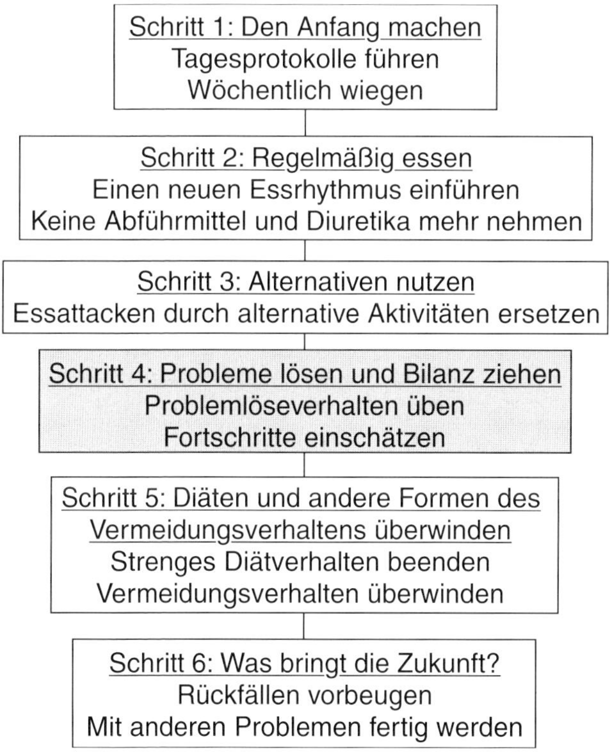

Essattacken kommen selten aus heiterem Himmel. Wie in Kapitel 1 beschrieben, werden sie häufig durch unangenehme Ereignisse oder Umstände ausgelöst. Stress macht für Essattacken besonders anfällig. Daher ist es wichtig, dass Sie lernen, mit Problemen konstruktiv umzugehen und mögliche Auslöser rechtzeitig abzuwenden. Dies zu üben ist das Ziel von Schritt 4.

Reagieren Sie mit Ihren Essattacken auf bestimmte Probleme? Um diese Frage beantworten zu können, müssen Sie Ihre Tagesprotokolle durchschauen und die Umstände rund um Ihre Essattacken gründlich unter die Lupe nehmen. Wenn Sie dabei feststellen, dass die Attacken häufiger durch äußere Ereignisse ausgelöst werden, müssen Sie Ihr Problemlöseverhalten trainieren. Auch auch dann, wenn Ihre Essattacken eher nicht von äußeren Einflüssen bestimmt werden, können Sie davon profitieren. Viele Menschen stellen fest, dass ein verbessertes Problemlöseverhalten ihre Lebensqualität steigert.

Probleme lösen

Ein wirkungsvolles Problemlöseverhalten erfordert sechs Schritte:

Ein wirkungsvolles Problemlöseverhalten erfordert sechs Schritte:

- Schritt 1. Das Problem so früh wie möglich erkennen.
- Schritt 2. Das Problem genau benennen.
- Schritt 3. Möglichst viele Lösungsmöglichkeiten auflisten.
- Schritt 4. Die möglichen Folgen der jeweiligen Lösungen durchdenken.
- Schritt 5. Die beste Lösung (oder Kombination von Lösungen) auswählen.
- Schritt 6. Die gewählte Lösung umsetzen.

Schritt 1 – Das Problem so früh wie möglich erkennen. Wenn Sie drohende Probleme früh erkennen, können Sie nicht mehr von ihnen überrumpelt werden. Bei dem oben geschilderten Beispiel bestand das Problem darin, dass es für den Abend keine Pläne gab. Am besten wäre es natürlich gewesen, wenn dies schon am Nachmittag erkannt worden wäre. Die zweitbeste Möglichkeit ist, es sich sofort beim ersten Auftreten bewusst zu machen, in diesem Fall gleich nach Beendigung des Abendessens.

Vielleicht gibt es ja schon vorher Hinweise darauf, dass sich ein Problem zusammenbraut. Spätestens in dem Moment, wo Sie den allerersten Drang nach einer Essattacke verspüren, sollten Sie dies als sicheres Zeichen dafür werten, dass ein Problem vorliegt, und sofort nach den Ursachen forschen.

Manchmal stellt sich auch heraus, dass mehr als ein Problem besteht. In diesem Fall sollten Sie beide Probleme trennen und sich unabhängig voneinander mit ihnen beschäftigen. Schließlich kann es sein, dass sie unterschiedliche Lösungen erfordern.

Schritt 2 – Das Problem genau benennen. Nur wenn Sie den Kern des Problems kennen, lässt sich auch die richtige Lösung finden. In dem genannten Beispiel könnte vielleicht der Eindruck entstehen, das Problem bestünde in der Tatsache, dass Sie den Drang nach einer Essattacke verspüren. Tatsächlich ist dieser Drang aber nur eine Reaktion auf das wahre Problem, nämlich dass Sie an dem Abend nichts zu tun haben und müde und abgespannt sind. Das Problem ließe sich also wie folgt formulieren: «Ich habe heute Abend nichts zu tun, und ich bin müde.»

Schritt 3 – Möglichst viele Lösungsmöglichkeiten auflisten. Legen Sie sich in dieser Phase keinerlei Zensur auf. Ziehen Sie stattdessen alle Lösungen in Betracht, die Ihnen einfallen. Auf diese Weise erhöhen Sie die Wahrscheinlichkeit, dass mindestens eine wirklich gute Lösung darunter ist. Zu dem obigen Beispiel könnten Ihnen die folgenden Lösungen einfallen:

- Fernsehen
- Ins Bett gehen
- Joggen
- Freunde anrufen und fragen, ob sie Zeit haben
- Die Wohnung sauber machen
- Mit dem Auto eine Spritztour unternehmen

Schritt 4 – Die möglichen Folgen der jeweiligen Lösungen durchdenken. Bei unserem Beispiel hieße dies für die oben aufgeführten Lösungsmöglichkeiten:

- Fernsehen – Keine so gute Idee. Wahrscheinlich kommt sowieso nichts Interessantes, und dann fange ich an, mich zu langweilen. Die Gefahr einer Essattacke wird dadurch nur noch größer
- Ins Bett gehen – Auch keine gute Idee. Damit löse ich gar nichts. Schlafen kann ich sowieso nicht, und dann fühle ich mich nur noch mieser. Mein Selbstmitleid wird stärker, ich fühle mich wie ein Versager, und am Ende gebe ich dann ganz auf und fange an zu essen.

- Joggen – Im Prinzip keine schlechte Idee, aber bei meinem derzeitigen Gewicht macht mir Joggen keinen Spaß. Ich fühle mich nicht wohl dabei, und es ist mir unangenehm, wie ich dabei aussehe. Lieber würde ich einen zügigen Spaziergang machen. Ich könnte mich auspowern und hätte das gute Gefühl, mich bewegt zu haben
- Freunde anrufen und fragen, ob sie Zeit haben – Auch keine schlechte Idee. Wenn ich mich so fühle wie jetzt, verkrieche ich mich am liebsten, aber wenn mich jemand anruft, muntert mich das meistens auf, besonders wenn es dabei zu einer Verabredung kommt. Warum soll ich immer darauf warten, dass mich jemand anruft? Ich kann mich ja auch mal von mir aus melden. Wenn sie etwas anderes vorhaben, können sie es mir ja sagen.
- Die Wohnung sauber machen – Ein Hausputz würde bestimmt nicht schaden, aber ich bin müde und habe einen anstrengenden Arbeitstag hinter mir. Jetzt ist Freizeit angesagt, und ich muss ja auch nicht unbedingt immer etwas «Nützliches» machen.
- Mit dem Auto eine Spritztour unternehmen – Das wäre mit Sicherheit riskant. Wenn ich ziellos umherfahre, endet das meistens damit, dass ich mir irgendetwas zu essen kaufe und es dann auch esse – also keine gute Idee.

Schritt 5 – Die beste Lösung (oder Kombination von Lösungen) auswählen. Die beste Lösung auszuwählen, ist oft gar nicht so schwierig. Wenn Sie die möglichen Folgen der verschiedenen Vorschläge sorgfältig durchdenken, liegt die beste Lösung meist schon auf der Hand.

In unserem Beispiel stechen zwei Lösungen positiv heraus: Freunde anzurufen und sich an der frischen Luft zu bewegen. Beide gehören auch zu den in Schritt 3 des Programms als Beispiele gewählten alternative Aktivitäten. Wenn sich solche als gut befundenen Lösungen auch in Ihrer Liste alternativer Aktivitäten wieder finden, ist es besonders wahrscheinlich, dass sie gut funktionieren.

Schritt 6 – Die gewählte Lösung umsetzen. Der letzte Schritt besteht im Handeln. Dabei brauchen Sie sich nicht sklavisch an die einmal gewählte Lösung zu halten. Wenn Sie sich als nicht so gut erweist, können Sie auf eine der anderen Lösungsmöglichkeiten auf Ihrer Liste zurückgreifen.

Rückschau. Um Ihr Problemlöseverhalten weiter zu üben, darf ein weiterer entscheidender Schritt nicht fehlen: *Halten Sie im Nachhinein, z. B. am nächsten Tag, Rückschau über den Problemlöseprozess, und überlegen Sie, was Sie vielleicht besser hätten machen können.* Dabei geht es gar nicht so sehr darum, ob Sie das anstehende Problem tatsächlich gelöst haben, obwohl auch diese Frage natürlich von Bedeutung ist. Wichtiger ist aber, ob Ihr Problemlöseverhalten besser gewesen sein könnte. Vielleicht haben Sie das Problem zwar gemeistert, aber doch nicht alle Schritte des Problemlöseverhaltens dabei befolgt (haben sich z. B. nur eine Lösungsmöglichkeit ausgedacht und diese dann auch umgesetzt). Zwar hat dies kurzfristig vielleicht Erfolg gebracht, doch *besteht das Ziel ja auch darin, dass Sie Ihr Problemlöseverhalten trainieren, damit Sie es jederzeit einsetzen können, um mit zukünftigen Schwierigkeiten fertig zu werden.*

Um zu unserem Beispiel zurückzukehren: Sagen wir, Sie hätten drei Freunde angerufen, von denen zwei zuhause waren. Keiner der beiden hatte Zeit, sich mit Ihnen zu treffen, aber Sie haben eine Weile geplaudert und sich für die nächste Woche verabredet. Dann haben Sie sich zu einem langen, zügigen Spaziergang aufgerafft. Sie waren fast 45 Minuten unterwegs, und es hat Ihnen sehr gut getan. Sie haben sich besser, gesünder und glücklicher gefühlt, und der Drang nach einer Essattacke war verschwunden. Anschließend haben Sie ausführlich geduscht. Inzwischen war es 21 Uhr 15 und Zeit für Ihre geplanten Zwischenmahlzeit. Nach der Mahlzeit haben Sie noch eine Stunde fern gesehen, obwohl nichts Besonderes kam, und sind dann früh ins Bett gegangen.

Am nächsten Tag denken Sie noch einmal über Ihr Problemlöseverhalten nach. Sie gehen jeden Schritt noch einmal kritisch durch. Sie kommen zu dem Schluss, dass Sie es in einem Punkt hätten besser machen können: Sie hätten das Problem früher erkennen können. Zurückblickend wird Ihnen klar, dass das Problem schon am Nachmittag, ehe Sie von der Arbeit nach Hause gingen, zu erkennen gewesen wäre. Andererseits haben Sie die anderen fünf Schritte gut gemeistert. Der Vorfall hat Ihnen gezeigt, dass Sie in einer solchen Situation aktiv eingreifen können, anstatt ihr hilflos ausgeliefert zu sein. Früher hätten Sie einfach eine Essattacke gehabt und sich anschließend noch schlechter gefühlt.

Was Sie tun sollten

Üben Sie weiter Ihr Problemlöseverhalten. Achten Sie sorgfältig auf die ersten Anzeichen von Problemen. Sobald Sie ein Problem erkannt haben, befolgen Sie die sechs Schritte und beurteilen am Folgetag noch einmal kritisch Ihr Problemlöseverhalten.

Frühstück	– 08:00
Mittagessen	– 12:30
Zwischenmahlzeit am Nachmittag	– 15:00
Abendessen	– 18:30
Zwischenmahlzeit am Abend	– 21:00

Tag Montag Datum 3. November

Zeit	Essen und Trinken	Ort	*	E/A	Anmerkungen
8:30	Kaffee Schale Müsli	Küche			
10:45	Kaffee	Arbeit			Sehr viel zu tun bei der Arbeit. Zu viel. Werde nur kurz zu Mittag essen können
12:40	Suppe, Tomate Scheibe Brot Apfelsine Kaffee	Café			
15:15	1 KitKat	Arbeit			Müde. Zuviel Stress.
18:45	Lasagne – große Portion Salat, Kartoffeln				Rest von Gestern. Zuviel gegessen. Bin müde, vor mir liegt ein langer Abend. Starker Drang, noch mehr zu essen. PROBLEM →
21:05	Schale Obstsalat				Rest von Gestern Früh ins Bett

Abbildung 9.10 Tagesprotokoll mit Problem

1. -

2. Ich habe den ganzen Abend nichts vor, bin müde und abgespannt.

3. - Fernsehen - Freunde anrufen
- Ins Bett gehen - Wohnung sauber machen
- Joggen - Mit dem Auto eine Spritztour machen

4. Fernsehen - nichts Besonderes im Programm, riskant
Bett - würde mich schlechter fühlen
Joggen - zu schwer; vielleicht besser spazieren gehen; nochmal rauskommen, frische Luft tanken und mich auspowern
Freunde anrufen - gute Idee; das sollte ich machen
Wohnung sauber machen - nicht die richtige Zeit dazu; der Tag war schon anstrengend genug!
Spritztour - ziellos und riskant

Rückschau: Hätte das Problem früher erkennen können - schon um 15:15
Ansonsten für das erste Mal gar nicht so schlecht. Habe eine sich abzeichnende Essattacken abwenden können.
Spazieren gehen ist eine gute Idee - das sollte ich öfter machen.

Abbildung 9.11 Rückseite eines Tagesprotokoll mit erfolgreichem Problemlöseverhalten.

Am besten nutzen Sie dafür Ihre Tagesprotokolle. Schreiben Sie «Problem» in Spalte 6, drehen Sie dann das Blatt um und protokollieren Sie alle sechs Schritte auf der Rückseite. Halten Sie auch das Ergebnis Ihrer Rückschau am Folgetag schriftlich fest. In den **Abbildungen 9.10 and 9.11** sehen Sie Tagesprotokolle, die sich auf diese Weise mit dem oben besprochenen Problem befassen.

Rückschau Schritt 4

Bei jedem Rückschautermin sollten Sie Ihre Tagesprotokolle durchsehen und sich (zusätzlich zu den Fragen aus Schritt 1 bis 3) die folgenden Fragen stellen:

1. *Übe ich oft genug mein Problemlöseverhalten?* Es ist wichtig, dass Sie jede Gelegenheit nutzen, um Ihr Problemlöseverhalten zu trainieren, ganz egal, ob das fragliche Problem zu einer Essattacke führen könnte oder nicht. Jedes Problem, und sei es auch noch so klein, gibt Ihnen die Chance, Ihre Fähigkeiten weiterzuentwickeln.

Vielleicht kommt es Ihnen umständlich und pedantisch vor, jedes Problem so systematisch anzugehen. Glauben Sie mir, es ist die Mühe wert. Außerdem brauchen Sie es ja nicht von nun an Ihr ganzes Leben lang so zu machen. Viele Menschen sind allerdings erstaunt, als wie nützlich sich die Technik für sie erweist. Manche praktizieren sie auch noch, wenn sie ihre Essprobleme längst überwunden haben. Andere hören damit auf, weil es ihnen nicht mehr relevant erscheint. In Ihrer jetzigen Situation jedenfalls ist es mehr als sinnvoll, dass Sie Ihr Problemlöseverhalten verbessern.

2. *Gehe ich beim Lösen von Problemen richtig vor?* Es ist wichtig, dass Sie den sechs beschriebenen Schritten genau folgen. Ich empfehle Ihnen dringend, jeden einzelnen Schritt auf der Rückseite Ihres Tagesprotokolls stichwortartig zu notieren. Es wird Ihnen helfen, klarer zu denken, und es wird den anschließenden Rückschauprozess leichter machen.

3. *Überdenke ich mein Problemlöseverhalten am Folgetag?* Die Rückschau am nächsten Tag ist eine wichtige Voraussetzung dafür, Ihre Problemlösefähigkeiten weiter zu verfeinern. Denken Sie daran, dass es dabei nicht darum geht, ob Sie das bestehende Problem tatsächlich gelöst haben (auch wenn dies natürlich hoffentlich der Fall ist), sondern eher darum, ob sie die beschriebenen sechs Schritte möglichst genau befolgt haben. Hätte Ihr Problemlöseverhalten noch besser sein können?

Denken Sie auch daran, jede Woche eine Zeile in Ihrem Verlaufsprotokoll auszufüllen. Sie werden diese Einträge brauchen, wenn Sie Bilanz ziehen wollen (siehe den zweiten Teil von Schritt 4).

Als «gut» gilt jetzt jeder Tag, an dem Sie genau Protokoll geführt (Schritt 1), an dem Sie sich an Ihren geplanten Essrhythmus gehalten (Schritt 2), an dem Sie Ihre Liste alternativer Aktivitäten eingesetzt (Schritt 3) und an dem Sie bei jeder sich bietenden Gelegenheit Ihr Problemlöseverhalten angewendet haben. Ob Sie Essattacken hatten oder nicht, spielt bei der Bewertung keine Rolle.

Fragen zur Rückschau in Schritt 4

- Habe ich täglich meine Protokolle geführt?
- Lässt sich meine Selbstbeobachtung noch verbessern?
- Sind bei meinem Essverhalten irgendwelche Muster zu erkennen?
- Wiege ich mich einmal wöchentlich?
- Plane ich täglich meine Mahlzeiten und Zwischenmahlzeiten?
- Versuche ich tatsächlich, mich beim Essen auf die Mahlzeiten und Zwischenmahlzeiten zu beschränken?
- Lasse ich Mahlzeiten oder Zwischenmahlzeiten aus?
- Sind die Lücken zwischen Mahlzeiten und Zwischenmahlzeiten nicht größer als drei bis vier Stunden?
- Esse ich zwischen den Mahlzeiten?
- Finde ich wieder zu einem regelmäßigen Rhythmus zurück, wenn einmal etwas schief geht?
- Gelingt es mir, meinen Essrhythmus so anzupassen, dass er auch besonderen Situationen gerecht werden kann?
- Habe ich aufgehört, mich zu erbrechen bzw. Abführmittel oder Diuretika zu nehmen?
- Habe ich eine Liste alternativer Aktivitäten aufgestellt?
- Halte ich den Drang, zwischen den Mahlzeiten und Zwischenmahlzeiten zu essen, im Protokoll fest?
- Nutze ich bei Bedarf meine Liste alternativer Aktivitäten?
- Könnte ich den Einsatz alternativer Aktivitäten noch verbessern?
- Übe ich oft genug mein Problemlöseverhalten?
- Gehe ich beim Lösen von Problemen richtig vor?
- Überdenke ich mein Problemlöseverhalten am Folgetag?

Wann ist es Zeit für den nächsten Schritt?

Wie schon beim letzten Schritt ist es nicht möglich, genaue Angaben darüber zu machen, wie lange Sie bei Schritt 4 verweilen sollten, da es ganz darauf ankommt, wie oft Sie Gelegenheit haben, Ihr Problemlöseverhalten zu üben. Denken Sie daran, dass alle Probleme zum Üben taugen – nicht nur solche, die zu Essattacken führen könnten.

Bilanz ziehen

Jetzt kommt der Zeitpunkt, an dem Sie einen Augenblick innehalten und Ihre Fortschritte einschätzen sollten. Dazu brauchen Sie Ihr Verlaufsprotokoll.

Hilft mir das Programm?

Wenn das Programm Ihnen hilft, sollten dafür inzwischen deutliche Anzeichen zu erkennen sein. Im Wesentlichen sind bei der Bilanz drei Ergebnisse möglich. Finden Sie heraus, welche davon auf Sie zutrifft.

Ergebnis 1. Wenn die Häufigkeit Ihrer Essattacken deutlich nachgelassen hat (und Sie, falls Sie davon betroffen waren, deutlich weniger Abführmittel und Diuretika nehmen), sollten Sie mit dem Programm weitermachen. Dies sind vielversprechende Anzeichen. Sie sind auf dem Weg der Besserung!

Ergebnis 2. Wenn Sie sich alle Mühe geben, die im Programm gestellten Aufgaben zu erfüllen, was sich auch an einer hohen Anzahl «guter Tage» ablesen lässt, die Häufigkeit Ihrer Essattacken aber nicht merklich nachgelassen hat, ist das Programm nicht das Richtige für Sie. In diesem Fall sollten Sie ernsthaft erwägen, sich therapeutische Hilfe zu suchen.

Ergebnis 3. Wenn Ihre Essattacken nicht weniger werden, Sie aus Ihrem Verlaufsprotokoll aber auch ablesen können, dass Sie die im Rahmen des Programms gestellten Aufgaben nicht so gewissenhaft befolgen, wie dies eigentlich möglich wäre, müssen Sie Ihre Entschlossenheit zur Veränderung kritisch hinterfragen. Lesen Sie noch einmal den Abschnitt «Warum etwas verändern?» zu Beginn von Teil II. Wenn Sie zu dem Schluss kommen, dass Sie wirklich etwas verändern wollen, sollten Sie ernsthaft erwägen, nach einer kurzen Pause noch einmal mit dem Programm zu beginnen. Wenn Sie sich dagegen noch nicht ganz sicher sind, ob Sie wirklich etwas verändern möchten – vielleicht erscheint es Ihnen noch als zu mühsam oder nicht der richtige Zeitpunkt –, könnte es besser sein, fürs Erste mit dem Programm aufzuhören. Sie können ja jederzeit in der Zukunft einen neuen Versuch starten.

Veränderungen beim Gewicht

Inzwischen sollte auch klar sein, wie Ihr Körpergewicht auf das Programm anspricht. Bei den meisten gibt es wenige oder gar keine Veränderungen, von kleineren Schwankungen von Woche zu Woche einmal abgesehen.

Wenn Sie mehr als 2,5 Kilogramm abgenommen haben, sollten Sie prüfen, ob Sie untergewichtig sind (siehe **Tabelle 9.1**). Falls dies so ist, sollten Sie ärztlichen Rat einholen. Überlegen Sie auch, ob Sie bei Ihren Mahlzeiten und Zwischenmahlzeiten zu wenig essen. Dies könnte weiteren Fortschritten bei der Überwindung Ihrer Essprobleme im Wege stehen. In Schritt 5 wollen wir dieses Thema noch einmal ausführlich besprechen.

Wenn Sie mehr als 2,5 Kilogramm zugenommen haben, sollten Sie zwei Dinge in Erwägung ziehen. Fragen Sie sich erstens, ob es zu der Gewichtszunahme vielleicht nur deshalb gekommen ist, weil Sie vorher untergewichtig waren. Möglicherweise sind Sie mit Untergewicht in das Programm eingestiegen und nähern sich jetzt, da Sie gesünder essen, allmählich Ihrem natürlichen Gewicht. Dies wäre positiv zu bewerten, auch wenn es Ihnen vielleicht noch schwer fällt, dies auch einzusehen. Denken Sie daran, dass *es in dieser Phase darum geht, sich ganz auf die Überwindung Ihrer Essattacken zu konzentrieren und mögliche Veränderungen beim Gewicht einfach zu akzeptieren.* Ihr Körpergewicht wird sich allmählich auf seinem natürlichen Niveau einpendeln, das niedriger, höher oder auch vollkommen unverändert sein kann. Dieses Gewicht sollten Sie versuchen zu akzeptieren. Dagegen anzukämpfen bedeutet, einen endlosen Kampf gegen Ihre eigene Biologie zu führen – einen Kampf, den Sie ohnehin nie werden gewinnen können.

Zweitens sollten Sie bei einer Gewichtszunahme prüfen, ob Sie jetzt im medizinischen Sinne «übergewichtig» sind. Anhang II erklärt, wie sich dies ermitteln lässt, und gibt gezielte Verhaltensratschläge.

Schritt 5: Diäten und andere Formen des Vermeidungsverhaltens überwinden

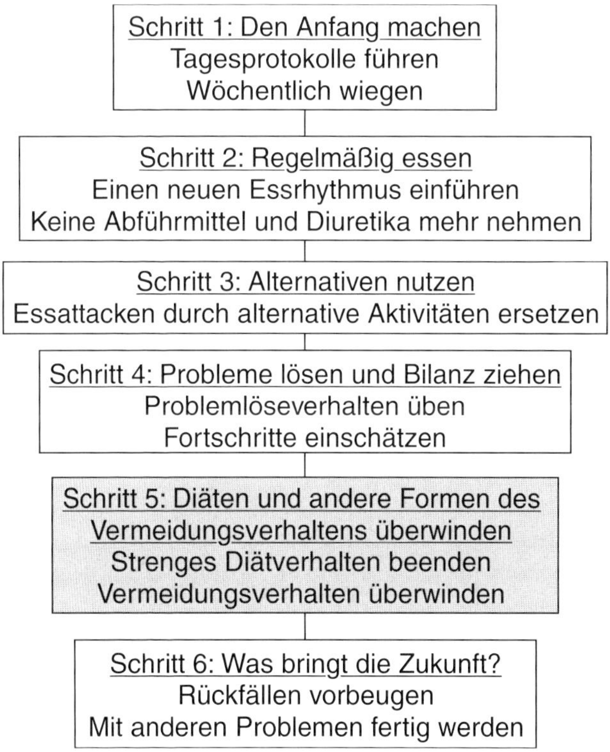

Inzwischen sollte sich Ihr Essverhalten deutlich gebessert haben. An die Stelle der Essattacken sollte ein regelmäßiger Essrhythmus getreten sein (Schritt 2), mit Hilfe alternativer Aktivitäten sollten Sie die Häufigkeit Ihrer Essattacken weiter reduziert haben (Schritt 3), und ein geschicktes

Problemlöseverhalten sollte dazu beigetragen haben, dass sie auf alltägliche Schwierigkeiten nicht mit Essattacken reagieren (Schritt 4).

Um diese Fortschritte zu festigen und weiter darauf aufzubauen, müssen Sie jede Quelle der verstärkten Anfälligkeit für Essattacken zum Versiegen bringen. Wurden Ihre Essattacken in der Vergangenheit vor allem durch Stress ausgelöst, kann ein gezielt eingesetztes Problemlöseverhalten in Kombination mit einem regelmäßigen Essrhythmus und dem Einsatz alternativer Aktivitäten ausreichen, um die Attacken für immer hinter sich zu lassen. Andererseits machen aber vor allem Diäten anfällig für Essattacken.

In Kapitel 4 haben wir drei Arten des Diätverhaltens beschrieben: 1. gar nichts essen, 2. Essensmenge begrenzen und 3. bestimmte Lebensmittel meiden. Alle drei Arten sind bei Menschen mit Essattacken weit verbreitet – und alle drei fördern Essattacken. In besonderem Maße gilt dies, wenn zusätzlich *streng* Diät gehalten, d. h. ein festes Repertoire spezifischer Regeln in «Alles oder Nichts»-Manier angewendet wird. Die Betroffenen haben das Gefühl, das gesteckte Ziel Tag für Tag ganz genau einhalten zu müssen. Gelingt ihnen dies einmal nicht, empfinden sie dies als persönliches Versagen, geben gleich alles verloren und beginnen hemmungslos zu essen. Am Ende schwanken Sie zwischen Diäten und Essattacken – ein Teufelskreis, der sich immer weiter verstärkt.

Um zu überlegen, ob Sie zu strengen Diäten neigen, sehen Sie Ihre Tagesprotokolle durch und suchen Sie nach Antworten auf die folgenden zwei Gruppen von Fragen:

1. Was essen Sie außerhalb Ihrer Essattacken? Begrenzen Sie absichtlich Auswahl und Menge der Lebensmittel? Was macht das Wesen Ihrer Diät aus? Versuchen Sie, einem bestimmten Plan zu folgen? Versuchen Sie, über längere Zeiträume gar nichts zu essen? Setzen Sie sich eine tägliche Kaloriengrenze? Vermeiden Sie bestimmte Lebensmittel, die Sie als «dickmachend» ansehen? Und – besonders wichtig: Neigen Sie zur «Alles oder Nichts»-Sichtweise, geben auf, wenn Sie die selbst gesetzten Regeln einmal nicht einhalten können, und bekommen eine Essattacke?
2. Was löst Ihre Essattacken aus? Stehen nicht eingehaltene Diätregeln dahinter? Treten die Attacken auf, wenn Sie das Gefühl haben, ohnehin schon mehr gegessen zu haben als Sie essen dürfen? Oder werden sie ausgelöst, sobald Sie «verbotene» Lebensmittel essen?

Wenn Sie diese Fragen mit ja beantworten, ist es äußerst wichtig, dass Sie mit dieser Art des Diäthaltens aufhören. Sie werden sonst immer für Essattacken anfällig bleiben.

Wie Sie mit strengen Diäten aufhören können

Die drei Arten des Diätverhaltens erfordern drei verschiedene Methoden, sie zu beenden.

Lange Essenspausen vermeiden

Gegen die Tendenz zur «Nulldiät» sind Sie bereits angegangen, indem Sie in Schritt 2 einen regelmäßigen Essrhythmus eingeführt haben. Wenn Sie es bisher gewöhnt waren, über längere Zeiträume gar nichts zu essen, ist es besonders wichtig, dass Sie sich zu regelmäßig über den Tag verteilten Mahlzeiten und Zwischenmahlzeiten zwingen. Bleiben Sie gleichzeitig aber auch flexibel. Der neue Rhythmus soll nicht rigide sein, sondern sich besonderen Anforderungen und äußerem Umständen anpassen können.

Lebensmittelmenge nicht begrenzen

Die Neigung zum Begrenzen der Lebensmittelmenge, indem Sie sich z. B. eine bestimmte Kaloriengrenze setzen, müssen Sie aus zwei Gründen überwinden. Erstens sind solche Begrenzungen oft so extrem, dass der Körper einen unwiderstehlichen Heißhunger entwickelt und auf diese Weise Essattacken geradezu herausfordert. Alle Diäten, bei denen 1200 oder gar noch weniger Kalorien verzehrt werden, können diesen Effekt haben. Zweitens fördern solche sehr genau gesteckten Ziele Essattacken, wenn sie einmal nicht erreicht werden. Jemand, der versucht, eine 1200-Kalorien-Diät zu befolgen, fühlt sich schon als Versager, wenn er auch nur wenig mehr als 1200 Kalorien gegessen hat.

Um diese Art des Diätverhaltens abzustreifen, sollten Sie zuerst einmal darüber nachdenken, ob für Sie überhaupt der Bedarf einer Kalorienbeschränkung besteht. Für die meisten Menschen mit Essattacken gibt es keinen zwingenden Grund, Diät zu halten. Sie haben kein erhebliches Übergewicht, und sie verstärken mit der Diät nur die Gefahr von Essattacken. Falls Sie Essattacken haben und übergewichtig sind, sollten Sie den entsprechenden Abschnitt im Anhang lesen. Für den Fall, dass es für Sie keinen zwingenden Grund gibt, Diät zu halten, sollten Sie auch damit aufhören, nur bestimmte Mengen zu essen oder Kalorien zu zählen. Es kann durchaus sein, dass Sie danach insgesamt weniger essen, weil Sie keine Essattacken mehr bekommen.

Wenn Sie Angst davor haben, möglicherweise zu viel zu essen, wenn Sie keine Kalorien mehr zählen, brauchen Sie Anhaltspunkte dafür, welche Mengen und Portionen als «normal» gelten können. Beobachten Sie das Essverhalten anderer Menschen Ihres Alters und Geschlechts oder orientieren Sie sich an den Mengenangaben in Kochrezepten. Falls Sie jemand bei der Durchführung des Programms unterstützt, könnte auch ein Gespräch über dieses Thema nützlich sein.

Keine Lebensmittel meiden

Bestimmte Lebensmittel per Verbot aus dem Ernährungsplan zu verdammen, ist eine besonders sichere Methode, Essattacken auszulösen. Je mehr Lebensmittel als verboten gelten, desto stärker wird das Gefühl, darben zu müssen. Das «vorschriftsmäßige» Essen macht keinen Spaß mehr, die Gedanken kreisen um die «verbotenen» Leckereien, und am Ende braucht nur eine winzige Menge davon gegessen werden, um zu einer Essattacke zu führen.

Im Prinzip ist diese Art des Diätverhaltens am leichtesten zu überwinden, da Sie die besagten Lebensmittel ja nur wieder in Ihren Ernährungsplan aufnehmen müssen. In der Praxis ist dies jedoch oft leichter gesagt als getan. Manche haben sich z. B. schon so daran gewöhnt, um bestimmte Dinge einen Bogen zu machen, dass Sie sich des eigenen Vermeidungsverhaltens gar nicht mehr bewusst sind. Ein erster Schritt besteht deshalb darin, alle Lebensmittel aufzulisten, die Sie sich selbst versagen. Am einfachsten geht dies, wenn Sie Stift und Papier mit in einen ganz normalen Supermarkt nehmen, durch sämtliche Gänge gehen und alle Arten von Lebensmittel aufschreiben, die Sie mögen, aber nicht essen würden, weil Sie befürchten, sie könnten Sie dick machen oder eine Essattacke auslösen. Zu Hause ordnen Sie diese (oft 40 oder mehr Lebensmittel enthaltende Liste) in drei oder vier Gruppen, je nachdem, wie schwer es Ihnen der eigenen Einschätzung nach fallen würde, diese Lebensmittel zu essen.

Die nächste Aufgabe besteht darin, die vormals verbotenen Lebensmittel allmählich in Ihren Ernährungsplan aufzunehmen. Tun Sie dies, indem Sie sie in Ihre geplanten Mahlzeiten und Zwischenmahlzeiten einbeziehen. Beginnen Sie damit an solchen Tagen, an denen Sie sich sicher fühlen, damit Sie keine Essattacken auslösen. Berücksichtigen Sie zuerst die Lebensmittel aus der einfachsten der drei oder vier Gruppen und konzentrieren Sie sich einige Wochen lang ausschließlich darauf. Dann gehen Sie zur nächsten Gruppe über – und so weiter. Nach sechs bis acht Wochen sollten Sie alle vorher gemiedenen Lebensmittel in Ihren Ernährungsplan aufgenommen haben. Wie viel Sie von den einzelnen Dingen essen, spielt keine Rolle. Auch eine geringe Menge reicht völlig aus. Wichtiger ist, dass Sie diese Lebensmittel gegessen haben, ohne damit eine Essattacken ausgelöst zu haben.

Manchen Menschen fällt dieser Schritt leicht, anderen nicht. In jedem Fall erfordert er beharrliche Übung. Konzentrieren Sie sich auf die Wiedereinführung ehemals «verbotener» Lebensmittel, bis diese Ihnen keine Probleme mehr bereiten und ihr Verzehr Sie nicht mehr aus dem Gleichgewicht bringt. *Wenn Sie keine Lebensmittel mehr vermeiden, wird die Wahrscheinlichkeit neuer Essattacken immer geringer.*

Diesen Ratschlag zu befolgen, heißt auch, Lebensmittel zu essen, die Sie bisher als dick machend oder ungesund erachteten. Versuchen Sie dennoch durchzuhalten. Kein Lebensmittel ist von sich aus dick machend; es kommt immer auf die verzehrte Menge an. Indem Sie zu den vormals gemiedenen Lebensmitteln ein entspanntes Verhältnis entwickeln, verringert sich die Wahrscheinlichkeit Ihrer Essattacken. Mögen manche davon tatsächlich eher ungesund sein – es ist immer noch besser, sie in Maßen zu genießen, als auf unbeherrschte Weise große Mengen in sich hineinzustopfen.

Bedenken Sie auch, dass Sie all diese Sachen nicht auf immer und ewig essen müssen. Sobald sie Ihnen keine Angst mehr machen, können Sie alle «ungesunden» (vor allem Fette und einfache Kohlehydrate enthaltenden) Lebensmittel auch wieder weglassen, obwohl es klüger wäre, sie nicht ganz aus Ihrem Ernährungsrepertoire zu «verbannen». Auf lange Sicht sollten Sie in der Lage sein, den Schwerpunkt auf gesunde Lebensmittel zu legen, ohne sich irgendetwas verkneifen zu müssen – nichts sollte mehr «verboten» sein.

Vermeidungsverhalten überwinden

Jede Diät ist im Grunde ein Vermeidungsverhalten, bei dem bestimmte Lebensmittelmengen und bestimmte Lebensmittel vermieden werden, um Figur und Gewicht zu beeinflussen. Viele Menschen mit Essattacken vermeiden darüber hinaus noch andere Dinge rund ums Essen, und diese Formen des Vermeidungsverhaltens können ebenso zu weiteren Essattacken beitragen wie strenge Diäten. Besonders häufig vermieden wird das Essen in Gesellschaft anderer und der Verzehr von Lebensmitteln, über deren Kaloriengehalt man sich nicht sicher ist.

Wenn Sie Ihre Essattacken überwinden wollen, müssen Sie alle Formen von Vermeidungsverhalten rund ums Essen ablegen. Als Erstes müssen Sie sich natürlich darüber im Klaren sein, welche Situationen Sie vermeiden. Fragen Sie sich, ob es mit dem Essen zusammenhängende Situationen gibt, die Ihnen Angst machen, und versuchen Sie, Ihr Vermeidungsverhalten zu überwinden. Im Prinzip gehen Sie dabei genauso vor wie bei der Vermeidung bestimmter Lebensmittel. Sie stellen einen Stufenplan auf, dessen erste Stufe alle Situationen umfasst, die für Sie am wenigsten Stress bedeuten. Die weiteren Stufen steigern Sie in ihrem Schwierigkeitsgrad, und die Situationen, die Ihnen am meisten Angst machen, heben Sie sich für die allerletzte Stufe auf. Beim Essen in Gesellschaft anderer könnte dieser Stufenplan z. B. folgendermaßen aussehen:

1. Mit einer verwandten oder befreundeten Person, die Sie bei dem Programm unterstützt, gemeinsam zuhause essen.
2. Mit dieser Person in einem von Ihnen als nett empfundenen Restaurant essen gehen.
3. Mit einer anderen Person, in deren Gesellschaft Sie sich wohl fühlen, in diesem Restaurant essen gehen.
4. Mit Menschen, deren Gesellschaft Ihnen Angst macht (z. B. mit Ihren Eltern), in diesem Restaurant essen gehen.
5. Mit Menschen, deren Gesellschaft Ihnen Angst macht, in einer als bedrohlich empfundenen Umgebung (z. B. zuhause mit Ihren Eltern) essen.

Sie beginnen mit der einfachsten (oder als am wenigsten schwierig empfundenen) Stufe und üben, sich dieser Situation ganz bewusst auszusetzen. Erst wenn Sie dies wiederholt geschafft haben, ohne dabei allzu große Angst zu empfinden, gehen Sie zur nächsten Stufe über und üben die nächste Situation. So arbeiten Sie sich langsam von Stufe zu Stufe voran, bis die ehemals vermiedene Situation Sie nicht mehr so stark ängstigt, dass es zum Vermeidungsverhalten kommt.

Was Sie tun sollten

Wenn Sie bisher Diät gehalten haben, folgen Sie den Hinweisen für die Überwindung des auf Sie zutreffenden Diätverhaltens. Schätzen sie bei

Fragen zur Rückschau in Schritt 5

- Habe ich täglich meine Protokolle geführt?
- Lässt sich meine Selbstbeobachtung noch verbessern?
- Sind bei meinem Essverhalten irgendwelche Muster zu erkennen?
- Wiege ich mich einmal wöchentlich?
- Plane ich täglich meine Mahlzeiten und Zwischenmahlzeiten?
- Versuche ich tatsächlich, mich beim Essen auf die Mahlzeiten und Zwischenmahlzeiten zu beschränken?
- Lasse ich Mahlzeiten oder Zwischenmahlzeiten aus?
- Sind die Lücken zwischen Mahlzeiten und Zwischenmahlzeiten nicht größer als drei bis vier Stunden?
- Esse ich zwischen den Mahlzeiten?
- Finde ich wieder zu einem regelmäßigen Rhythmus zurück, wenn einmal etwas schief geht?
- Gelingt es mir, meinen Essrhythmus so anzupassen, dass er auch besonderen Situationen gerecht werden kann?
- Habe ich aufgehört, mich zu erbrechen bzw. Abführmittel oder Diuretika zu nehmen?
- Habe ich eine Liste alternativer Aktivitäten aufgestellt?
- Halte ich den Drang, zwischen den Mahlzeiten und Zwischenmahlzeiten zu essen, im Protokoll fest?
- Nutze ich bei Bedarf meine Liste alternativer Aktivitäten?
- Könnte ich den Einsatz alternativer Aktivitäten noch verbessern?
- Übe ich oft genug mein Problemlöseverhalten?
- Gehe ich beim Lösen von Problemen richtig vor?
- Überdenke ich mein Problemlöseverhalten am Folgetag?
- Wirke ich allen drei Arten des Diätverhaltens (1. gar nichts essen, 2. Lebensmittelmenge begrenzen, 3. bestimmte Lebensmittel vermeiden) entgegen?
- Versuche ich, andere Formen des Vermeidungsverhaltens rund ums Essen abzulegen?

jedem Rückschautermin Ihre Fortschritte ein. Gibt es darüber hinaus irgendwelche mit dem Essen verbundene Situationen, die Sie aus Angst vermeiden, stellen Sie, wie oben beschrieben, einen Stufenplan auf und arbeiteten Sie sich langsam von Stufe zu Stufe vorwärts.

Rückschau Schritt 5

Bei jedem Rückschautermin sollten Sie Ihre Tagesprotokolle durchsehen und überlegen, wie Sie Diäten und anderen Formen des Vermeidungsverhaltens entgegen wirken. Stellen Sie sich (zusätzlich zu den Fragen aus Schritt 1 bis 3) die folgenden zwei Fragen:

- Wirke ich allen drei Arten des Diätverhaltens (1. gar nichts essen, 2. Lebensmittelmenge begrenzen, 3. bestimmte Lebensmittel vermeiden) entgegen?
- Versuche ich, andere Formen des Vermeidungsverhaltens rund ums Essen abzulegen?

Wenn Sie eine dieser Fragen mit nein beantworten, lesen Sie noch einmal die entsprechenden Hinweise zu Schritt 5 dieses Programms.

Füllen Sie auch weiterhin jede Woche eine neue Zeile in Ihrem Verlaufsprotokoll aus. Als «gut» gilt jetzt jeder Tag, an dem Sie genau Protokoll geführt (Schritt 1), an dem Sie sich an Ihren geplanten Essrhythmus gehalten (Schritt 2), an dem Sie Ihre Liste alternativer Aktivitäten eingesetzt (Schritt 3), an dem Sie bei jeder sich bietenden Gelegenheit Ihr Problemlöseverhalten angewendet (Schritt 4), an dem Sie keine Diät gehalten und an dem Sie alle anderen Formen des Vermeidungsverhaltens rund ums Essen überwunden haben (Schritt 5). Ob Sie Essattacken hatten oder nicht, spielt bei der Bewertung keine Rolle.

Wann ist es Zeit für den nächsten Schritt?

Normalerweise dauert es eine Weile, bis man die Gewohnheit, immer und überall Diät zu halten, restlos abgelegt hat. Mit ein, zwei Monaten oder noch länger müssen Sie rechnen. Es gibt keine Eile. Lassen Sie andererseits aber auch nicht locker. *Bis Sie auch diesen Schritt geschafft haben, werden Sie für Essattacken anfällig bleiben.* Und es kann weitere Wochen oder Monate dauern, bis Sie andere Formen des Vermeidungsverhaltens überwunden haben.

Wenn Sie beide Aufgaben erfüllt haben, nähern Sie sich dem Ende des Programms. Es wird Zeit, noch einmal ausführlich Bilanz zu ziehen. Um dies zu tun, gehen Sie weiter zu Schritt 6.

Schritt 6: Was bringt die Zukunft?

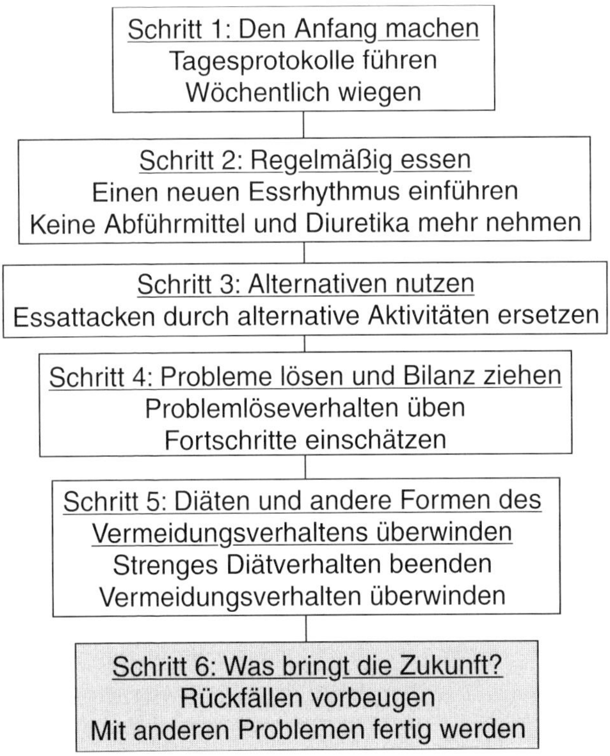

Jetzt, wo Sie mit dem Programm fast fertig sind, ist es an der Zeit, noch einmal ausführlich Bilanz zu ziehen. Wie es weitergeht, hängt davon ab, welche Fortschritte Sie machen konnten. Trennen Sie bei der Einschätzung Ihrer Situation die Essattacken von anderen möglichen Problemen. Dass sich Ihr Essverhalten merklich gebessert hat, ist sehr viel wert, auch wenn Sie in den zurückliegenden Monaten natürlich nicht alle Schwierigkeiten in Ihrem Leben lösen konnten. Erschrecken Sie auch nicht, wenn in Schritt 6 viel von der Vorbeugung von Rückfällen die Rede ist. Am häufigsten lässt sich auch nach Beendigung des Programms eine beständige Verbesserung beobachten. Dies liegt daran, dass das Programm in der Lage ist, die für die Beibehaltung von Essattacken verantwortlichen Teufelskreise wirksam zu durchbrechen. Manchmal dauert es trotzdem viele Monate, bis Sie in den vollen Genuss der Früchte all Ihrer Bemühungen kommen. Außerdem ist es immer besser, gegen Rückschläge gewappnet zu sein.

Wenn Sie noch häufiger Essattacken bekommen

Wenn Ihre Lebensqualität noch immer durch Essattacken beeinträchtigt wird, sollten Sie ernsthaft erwägen, therapeutische Hilfe in Anspruch zu nehmen. (Die Möglichkeiten wurden zu Beginn von Teil II beschrieben.) Die Tatsache, dass das Selbsthilfeprogramm nicht oder nur in begrenztem Maße geholfen hat, heißt nicht, dass das Problem nicht überwunden werden kann. Ganz im Gegenteil. Schließlich gibt es viele andere Behandlungsmöglichkeiten. Geben Sie also bitte nicht auf, sondern suchen Sie nach einer anderen, für Sie besser geeigneten Behandlungsform.

Wenn Sie kaum noch Essattacken bekommen oder sie ganz überwunden haben

Kurzfristig – also in den nächsten sechs, acht oder zehn Monaten – sollten Sie auch weiterhin die Strategien anwenden, die sich für Sie als besonders hilfreich erwiesen haben. Setzen Sie auch weiterhin z. B. alle zwei Wochen regelmäßige Rückschautermine fest, um Ihre Fortschritte einzuschätzen.

Wann Sie damit aufhören sollten, über Ihr Essverhalten Protokoll zu führen, lässt sich sehr schwer sagen. Sie werden selbst am besten merken, wann es überflüssig geworden ist. Hüten Sie sich allerdings davor, nur deshalb mit den Protokollen aufzuhören, weil Sie den Tatsachen nicht ins Auge sehen wollen, Ihre Probleme nicht nachlassen oder sich Ihre Lage verschlechtert hat. Hat sich Ihr Essverhalten als stabil und zufrieden stellend erwiesen, gibt es andererseits auch keinen Grund, weiter darüber Protokoll zu führen.

Langfristig liegt der Schlüssel des Erfolgs darin, wie es Ihnen gelingt, die erzielten Veränderungen zu bewahren und darauf aufzubauen. Dieser Prozess hat vier Aspekte:

1. Realistische Erwartungen haben
2. Kleine Rückschläge von echten Rückfällen unterscheiden
3. Mit Rückschlägen umgehen lernen
4. Die eigene Anfälligkeit vermindern

Rückfällen vorbeugen

Realistische Erwartungen haben

Viele Menschen, die ihre Essattacken überwunden haben, hoffen inständig, dass sie nie wieder eine Essattacke bekommen. Diese Hoffnung ist verständlich, aber weder hilfreich noch realistisch. *Betrachten Sie Ihre Essprobleme als eine Art Achillesferse. An dieser Stelle werden Sie immer verwundbar sein.* Es gehört nun einmal zu Ihrer Persönlichkeit, dass Sie auf Stress tendenziell mit Essproblemen reagieren. Mit etwas Glück bleibt diese Neigung von jetzt an komplett im Hintergrund, ohne Ihr tägliches Leben jeweils wieder zu beeinträchtigen. Sie kann sich aber auch wieder bemerkbar machen, und darauf sollten Sie vorbereitet sein.

Ebenfalls weit verbreitet ist bei Menschen, die ihre Essattacken überwunden haben, leider auch die Ansicht, jetzt, wo Sie Ihr akutes Essproblem unter Kontrolle haben, müssten sie Diät halten, um Gewicht abzunehmen. Wie bereits mehrfach erklärt, beschwören Diäten jedoch geradezu neue Essattacken herauf, und wenn erst einmal die Essattacken wieder da sind, können Sie die Gewichtsabnahme ohnehin vergessen. Falls Sie wirklich übergewichtig sind, sollten Sie in Anhang II nachlesen, welche *realistischen* Möglichkeiten zum Abnehmen Ihnen zur Verfügung stehen. Denken Sie jedoch immer daran: Für die meisten Menschen wäre es am besten, wenn sie lernen würden, mit ihrem Gewicht zu leben, anstatt einen endlosen Kampf gegen die eigene Biologie zu führen – einen aussichtlosen Kampf.

Kleinere Rückschläge von echten Rückfällen unterscheiden

Wie Sie mit zukünftigen Problemen fertig werden, ist für die erfolgreiche Vorbeugung von Rückfällen von entscheidender Bedeutung. Dabei ist es besonders wichtig, zwischen kleineren Rückschlägen und echten Rückfällen zu unterscheiden. Kleinere Rückschläge kann es immer geben – sei es, weil Sie in Ihrer Wachsamkeit nachgelassen oder auf eine Stresssituation kopflos reagiert haben. Doch auch wenn es dabei gelegentlich zu einer Essattacke kommt, brauchen Sie nicht ins Bodenlose zu fallen, sondern können sich auf die im Rahmen des Programms erlernten neuen Fähigkeiten verlassen. Fangen Sie einfach *sofort* wieder mit den bewährten Maßnahmen an: Führen Sie Tagesprotokolle, essen Sie regelmäßig fünf bis sechs Mahlzeiten am Tag, wenden Sie Ihr Problemlöseverhalten an und halten Sie feste Rückschautermine ein. Auf diese Weise braucht aus einem Rückschlag kein Rückfall zu werden. Schließlich verbindet sich mit dem Begriff «Rückfall» die Vorstellung, dass man wieder ganz am Anfang steht und mindestens ebenso hart betroffen ist wie zuvor. Haben Sie es bemerkt? Der Begriff «Rückfall» gründet auf der Vorstellung, dass man *entweder* krank *oder* genesen ist, *entweder* andauernd Essattacken hat *oder* gar keine Essattacken mehr bekommt – ein typisches Beispiel für das bereits viel zitierte «Alles oder Nichts»-Denken. Dieser Denkstil ist bei Menschen, die zu Essattacken neigen, zwar weit verbreitet, aber wenig hilfreich, weil er mit der Versuchung verbunden ist, viel zu schnell die Flinte ins Korn zu werfen.

Versuchen Sie, stattdessen die Vorstellung zu entwickeln, dass es zwischen schwarz und weiß viele Grautöne gibt – dass Sie auf dem Weg zur Genesung zwar vielleicht immer wieder mal einen Rückschlag erleben werden, sich aber grundsätzlich auf diesem Weg befinden und sich auch nicht davon abbringen lassen werden. Konzentrieren Sie sich ganz darauf, sofort wieder zu einem regelmäßigen Essrhythmus zurückzufinden und machen Sie unbeirrt weiter. Auf dem Weg zum Erfolg mag es Durststrecken geben – trotzdem ist es der richtige Weg.

Mit Rückschlägen umgehen lernen

1. Das Problem möglichst früh erkennen. Spätestens wenn Ihre Essattacken wiederkehren oder wieder häufiger werden, sollte Ihnen klar sein, dass etwas im Argen liegt. Verschließen Sie nicht die Augen vor einer Verschlechterung in der Hoffnung, es würde schon von allein wieder besser werden. Gehen Sie stattdessen davon aus, dass ein Problem vorliegt, und unternehmen Sie etwas dagegen.

2. Nehmen Sie das Programm wieder auf. Um die Verschlechterung gleich im Keim zu ersticken, ist es wichtig, dass Sie so früh wie möglich das Programm wieder aufnehmen. Seien Sie Ihr eigener Therapeut. Lesen Sie das Programm noch einmal durch, führen Sie Tagesprotokolle, planen Sie regelmäßige Mahlzeiten und Zwischenmahlzeiten und überprüfen Sie alle paar Tage Ihre Fortschritte. Probleme, die sofort behandelt werden, sind leichter zu lösen als solche, die schon Zeit hatten, sich tiefer festzusetzen.

3. Stressquellen ausfindig machen. Vielleicht ist Ihnen auf Anhieb klar, was zur Verschlechterung geführt hat, vielleicht tappen Sie in dieser Frage zunächst aber auch noch im Dunkeln. Denken Sie in jedem Fall sorgfältig darüber nach, was die Probleme verursacht haben könnte, und wenden Sie Ihr in Schritt 4 des Programms erlerntes Problemlöseverhalten an. Auch in diesem Fall sollten Sie alle paar Tage Ihre Fortschritte einschätzen.

Mit diesem dreiteiligen Ansatz lassen sich erfahrungsgemäß die meisten Rückschläge überwinden. Sollten es Ihnen dennoch alleine nicht gelingen, zögern Sie nicht, therapeutische Hilfe in Anspruch zu nehmen.

Die eigene Anfälligkeit vermindern

Niemand kann sich gegen jeden Stress von außen abschirmen. Aber Sie können einiges dafür tun, die eigene Anfälligkeit zu mindern. Fangen Sie vor allen Dingen keine Diät an, denn Diäten machen nun mal für Essattacken anfällig. *Auch wenn Sie noch so zuversichtlich sind, von jetzt an alles unter Kontrolle zu haben, widerstehen Sie mit aller Kraft der Versuchung, wieder Diät zu halten.*

Mit anderen Problemen fertig werden

Wie in Kapitel 4 beschrieben, bestehen Essattacken meist nicht isoliert von anderen Problemen. Vielmehr werden sie oft von einer Reihe anderer Schwierigkeiten begleitet, z. B. von der Sorge um Figur und Gewicht, von Gefühlen der Angst und der Depression sowie von Beziehungsproblemen. Erfreulich ist, dass sich solche Probleme oft wesentlich bessern oder gar ganz lösen, sobald die Essattacken nachlassen. Allerdings ist dies nicht immer der Fall.

Leider reicht der Umfang dieses Buches nicht aus, um für die Bewältigung all dieser Probleme gute Ratschläge zu geben. Dennoch möchte ich in den folgenden Abschnitten einige kurze Hinweise geben.

Ständige Sorge um Figur und Gewicht

Heutzutage machen sich viele Menschen Sorgen um ihre Figur und ihr Gewicht. Die meisten würden gern dünner aussehen und weniger wiegen. Einige drücken diese Sorgen so schwer, dass sie ihr gesamtes Leben beherrschen und damit die in Kapitel 4 beschriebene «normale Unzufriedenheit» deutlich überschreiten. Eine extreme gedankliche Beschäftigung mit dem eigenen Körpergewicht ist bei Menschen mit Essattacken nicht ungewöhnlich. Bei Anorexia nervosa und Bulimia nervosa gehört sie mit zum Krankheitsbild.

Die ständigen Sorgen um Figur und Gewicht führen zu Essattacken, die wiederum die Angst vor dem Dicksein verstärken. Gegen diese Angst versuchen die Betroffenen, mit strengen Diäten anzukämpfen, die neue Essattacken auslösen – ein echter Teufelskreis.

Wenn unser Programm Ihnen geholfen hat, müssten Ihre Essattacken merklich nachgelassen haben. Weil Sie dadurch Kontrolle zurückgewonnen und sowohl Ihre Stimmung als auch Ihre Selbstachtung Auftrieb erfahren haben, wird sich dies wahrscheinlich auch auf Ihre gedankliche Beschäftigung mit Ihrem Körpergewicht positiv ausgewirkt haben. In manchen Fällen bleibt diese Beschäftigung jedoch auch weiterhin ein Problem. Was ist in solchen Fällen zu tun?

Wichtig ist vor allem, dass Sie etwas dagegen unternehmen und Ihre mühsam erarbeiteten Fortschritte nicht einfach aufs Spiel setzen. Wer ständig Angst vorm Dicksein hat, kann schlecht aufhören, Diät zu halten, und Diäten zählen nun einmal zu den häufigsten Auslösern von Essattacken. Eine mögliche Hilfe wäre ein Buch mit dem Titel «Die Schönheitsfalle» von Judith Rodin. Die Autorin geht ausführlich auf die gedankliche Beschäftigung mit dem eigenen Äußeren ein und führt praktische Lösungen und Übungsmöglichkeiten an. Weitere hilfreiche Bücher zum Thema sind: «Der Mythos Schönheit» von Naomi Wolf und «Kann denn dick sein Sünde sein?» von Shelley Bovey. (Genauere Angaben zu allen Büchern finden Sie in der Literaturliste)

Wenn die Sorgen um Figur und Gewicht Ihre Gedanken trotz all dieser Bemühungen auch weiterhin beherrschen, sollten Sie therapeutische Hilfe suchen (Hinweise dazu am Anfang von Teil II).

Probleme mit Impulskontrolle, Angst, Depression und geringer Selbstachtung

Wie in Kapitel 4 erklärt, gehen Ängste und Depressionen sowie Probleme mit geringer Selbstachtung und Impulskontrolle in der Regel zurück, sobald die Essattacken nachlassen. Allerdings ist dies nicht immer der Fall. Wenn bei Ihnen solche Probleme auch weiterhin bestehen und diese Ihr tägliches Leben merklich beeinträchtigen, sollten Sie therapeutische Hilfe in Anspruch nehmen. In leichteren Fällen könnte das Buch «Fühl Dich gut» von David Burns hilfreich sein. Es handelt vor allem von Depressionen und geringer Selbstachtung, geht in einem sehr nützlichen Abschnitt aber auch auf den Perfektionismus ein. Ein sehr gutes Buch zur Stärkung der eigenen Selbstachtung ist «Anleitung zur Selbstachtung. Lernen, sich selbst der beste Freund zu sein» von Melanie Fennell.

Beziehungsprobleme

Auch Beziehungsprobleme sind bei Menschen mit Essattacken nicht selten. Dafür sind eine Reihe von Gründen verantwortlich. Einige der Probleme sind den Essproblemen möglicherweise vorausgegangen und haben zu deren Entstehung beigetragen, andere sind erst später dazugekommen und zumindest teilweise als Ergebnis der Essprobleme anzusehen.

Wenn die Essattacken nachlassen, kann sich das auf die Beziehungen der Betroffenen unterschiedlich auswirken. Manche Beziehungen verbessern sich, andere bleiben unverändert, und wieder andere können sogar noch schwieriger werden. Wenn Sie Beziehungsprobleme haben, bei denen mangelnde Selbstbehauptung eine Rolle spielt, könnte das Buch von Robert Alberti und Michael Emmons «Ich behaupte mich selbst. Ein Übungsprogramm» für Sie hilfreich sein.

Anhang

Anhang I: Der Body Mass Index (BMI)

Dank des belgischen Astronomen Quetelet gibt es eine einfache Methode, mit der sich zuverlässig bestimmen lässt, ob jemand Untergewicht, ein gesundes Normalgewicht oder Übergewicht hat. Dabei wird der so genannten Body Mass Index (BMI) berechnet.

Die Formel für den Body Mass Index (BMI) lautet:

$$\text{BMI} = \text{Gewicht in Kilogramm (kg)} : \text{Körpergröße (m)}^2$$

Und so werden die errechneten Werte interpretiert:

Unter 16:	extremes Untergewicht
16–18:	Untergewicht
20–25:	gesundes Gewicht
27–30:	Übergewicht
30–40:	deutliches Übergewicht
Über 40:	extremes Übergewicht

Werte zwischen 18 und 20 sowie 25 und 27 fallen in die beiden so genannten «Grauzonen» und stehen für ein leichtes Unter- bzw. Übergewicht.

Alle Werte gelten für alle Menschen ab 16 Jahren, also für Männer ebenso wie für Frauen, und zwar unabhängig vom jeweiligen Körperbau.

Wie Sie Ihren eigenen Body Mass Index (BMI) berechnen können

Ihren eigenen Body Mass Index (BMI) zu berechnen, ist gar nicht schwer. Alles, was Sie dazu brauchen, ist ein einfacher Taschenrechner.

1. Ermitteln Sie Ihr Körpergewicht in Kilogramm.
2. Dividieren Sie Ihr Körpergewicht durch Ihre Körpergröße in Metern.
3. Dividieren Sie das Ergebnis noch einmal durch Ihre Körpergröße. Der dabei errechnete Wert entspricht Ihrem Body Mass Index (BMI).

Hier ein Beispiel: Sagen wir, Sie sind 1 Meter 80 groß:

1. Auf einer Waage ermitteln Sie Ihr Gewicht mit 75 Kilogramm.
2. 75 : 1,80 = 41,66
3. 41,66 : 1,80 = 23,14

Ihr BMI liegt bei 23,14, also im gesunden Bereich.

Im Rahmen dieses Buches sind zwei BMI-Werte besonders interessant: 18 (die Schwelle zum Untergewicht) und 27 (die Schwelle zum Übergewicht). Um es Ihnen noch einfacher zu machen, haben wir in **Tabelle 9.1** (in der Einführung zu Teil II) und in **Tabelle A.1** (in Anhang II) alle Werte zusammengestellt, die diesen beiden BMI-Werten entsprechen. So können Sie mit einem Blick erkennen, ob Sie unter- oder übergewichtig sind.

Anhang II
Wenn Sie übergewichtig sind

Viele Menschen mit Essattacken haben Übergewicht. Wie Essattacken und Übergewicht genau zusammenhängen, konnte bis heute nicht vollständig geklärt werden (siehe Kapitel 5). Klar ist, dass beide Probleme oft gleichzeitig bestehen und einander verstärken können (siehe Kapitel 6). Wahrscheinlich tragen die Essattacken zum Übergewicht bei und machen die Behandlung schwieriger. Umgekehrt verstärkt jede mit strengen Diäten verbundene Behandlung des Übergewichts die Neigung zu Essattacken.

Das eigene Körpergewicht ist längst nicht so leicht zu beeinflussen wie allgemein angenommen. Es wird vor allem von genetischen Faktoren bestimmt. Diäten und verhaltenstherapeutische Behandlungen gegen Übergewicht haben deshalb auch selten langfristig Erfolg. Die Versprechungen der Diätindustrie sind äußerst kritisch zu sehen; die allermeisten erweisen sich als übertrieben. Was sollen Menschen mit Übergewicht angesichts dieser Lage machen?

Um diese Frage beantworten zu können, ist es wichtig zu wissen, was überhaupt gemeint ist, wenn man von Übergewicht spricht. Nach dem Diktat der aktuellen Mode müssten wohl die meisten Frauen heutzutage als übergewichtig gelten. Gesundheitliche Risiken entstehen aber erst ab einem Body Mass Index (BMI) von über 27. (In Anhang I wird die Berechnung des Body Mass Index (BMI) ausführlich erklärt.) **Tabelle A.1** zeigt, welches Gewicht in Kilogramm einem BMI von 27 entspricht. Wenn Sie mehr wiegen als das für Ihre Körpergröße angezeigte Gewicht, haben Sie im medizinischen Sinne «Übergewicht». Infolgedessen unterliegen Sie im Hinblick auf verschiedene gesundheitliche Probleme, darunter Bluthochdruck, Herzerkrankungen und Diabetes, einem erhöhten Risiko. Liegt Ihr BMI über 30, ist dieses Risiko noch einmal merklich er-

Tabelle A.1 Haben Sie Übergewicht?

Unten finden Sie die eine Aufstellung über das Verhältnis von Körpergröße und Körpergewicht, das in etwa einem Body Mass Index (BMI) von 27 entspricht (in Anhang I wird die Berechnung des BMI ausführlich erklärt). Die Werte gelten für Frauen und Männer.

Und so können Sie bestimmen, ob Sie übergewichtig sind: Suchen Sie Ihre Körpergröße und vergleichen Sie dann das daneben stehende Gewicht. Ist Ihr Körpergewicht gleich oder höher, liegt ihr BMI über 27 und Sie haben im medizinischen Sinne Übergewicht.

Körpergröße* (cm)	Gewicht** (kg)	Körpergröße* (cm)	Gewicht** (kg)
150	61	170	78
151	61,5	171	79
152	62,5	172	80
153	63,5	173	81
154	64	174	82
155	65	175	83
156	66	176	84
157	66,5	177	85
158	67,5	178	86
159	68,5	179	86,5
160	69	180	87,5
161	70	181	88,5
162	71	182	89,5
163	72	183	90,5
164	73	184	91,5
165	73,5	185	92,5
166	74,5	186	93,5
167	75,5	187	94,5
168	76,5	188	95,5
169	77,5	189	96,5
170	78	190	97,5

*Ohne Schuhe, **Ohne Schuhe, mit leichter Bekleidung

höht. Liegt er dagegen unter 27, gelten Sie im medizinischen Sinne nicht als übergewichtig. Dennoch kann es sein, dass Sie aus anderen Gründen abnehmen wollen.

Wenn Sie nach der obigen Definition im medizinischen Sinne übergewichtig sind, ist es nur vernünftig, wenn Sie die damit verbundenen gesundheitlichen Risiken ernst nehmen und versuchen, diese möglichst gering zu halten. Hierzu gibt es mehrere Möglichkeiten. Sie können etwas für Ihre körperliche Fitness tun. Und Sie können sich gesund ernähren. Für beides brauchen Sie nicht unbedingt abzunehmen (auch wenn dies eine angenehme Begleiterscheinung sein kann), und doch senkt beides die mit dem Übergewicht verbundenen Risiken. Es ist verständlich, wenn

Sie – aus gesundheitlichen oder anderen Gründen – abnehmen wollen, aber wenn Sie zu Essattacken neigen, sollten Sie es sich wirklich zweimal überlegen, ehe Sie die Gewichtsabnahme in den Mittelpunkt Ihrer Bemühungen stellen, da Diäten, wie bereits mehrfach betont, die Neigung zu Essattacken verstärken können. Falls Sie dennoch abnehmen wollen, ist es wichtig, dass Sie die folgenden Ratschläge beherzigen.

Welches Problem zuerst angehen?

Wenn Sie Übergewicht haben und zu Essattacken neigen, haben Sie in Wahrheit zwei Probleme: ein Essproblem und ein Gewichtsproblem. Zwei Probleme gleichzeitig anzugehen, ist immer schwierig. Welches sollten Sie sich also zuerst vorknöpfen?

Auf Ihrer persönlichen Dringlichkeitsliste würde wahrscheinlich das Gewichtsproblem an erster Stelle stehen, doch ist es nicht unbedingt ratsam, in dieser Reihenfolge vorzugehen. Die Schlüsselfrage ist, ob die ständige gedankliche Beschäftigung mit dem Gewichtsproblem die Essattacken nicht verschlimmern wird. Wenn Sie in der Vergangenheit schon einmal oder mehrmals versucht haben abzunehmen und dabei feststellen mussten, dass Ihre Fortschritte durch Ihre Essattacken untergraben wurden, sollten Sie das Essproblem unbedingt zuerst angehen. Wenn dies nicht der Fall ist, können Sie es (unter Befolgung der Hinweise in diesem Kapitel) zuerst mit dem Gewichtsproblem versuchen und sehen, wie es sich auf Ihre Essattacken auswirken wird.

Das Essproblem lösen

Um Ihre Essattacken zu überwinden, müssen Sie das in Teil II dieses Buches vorgestellte Selbsthilfeprogramm so genau wie möglich befolgen. Alle darin vorgeschlagenen Methoden gelten auch für Übergewichtige (obgleich die Hinweise zum Erbrechen und Einnehmen von Abführmitteln und Diuretika auf Sie möglicherweise nicht zutreffen). Am schwersten wird Ihnen vielleicht das mit Schritt 5 verbundene «Diätverbot» fallen. Womöglich kämpfen Sie schon seit vielen Jahren mit Ihrem Gewicht, und Diäten zu halten erscheint Ihnen als fester Bestandteil Ihres Lebens. Damit aufhören zu müssen, kann Ihnen so vorkommen, als müssten Sie nun ganz und gar aufgeben und vor dem Dicksein kapitulieren. Ganz das Gegenteil ist jedoch der Fall. Aller Wahrscheinlichkeit nach wurden Ihre Essattacken durch die ständigen Diäten verstärkt, und die Essattacken wiederum haben zu Ihrem Übergewicht beigetragen. Es kann also durchaus sein, dass Sie *ohne* Diät mehr Gewicht verlieren als *mit* Diät.

Besonders wichtig ist, dass Sie bislang «verbotene» Lebensmittel in Ihren Ernährungsplan einbeziehen, da das Vermeiden bestimmter Lebensmittel ein besonders starker Essattacken-Auslöser sein kann. Falls man Ihnen sagt, Sie seien nach bestimmten Lebensmittel «süchtig» und müssten daher Ihr Leben lang um diese Lebensmittel einen großen Bogen machen, lesen Sie noch einmal die Erläuterungen zu Kapitel 6. Im Gegensatz zu hartnäckigen Behauptungen gibt es keinerlei wissenschaftliche Beweise dafür, dass bestimmte Lebensmittel süchtig machen.

Führen Sie zusätzlich in Ihrem Leben zwei wesentliche Veränderungen herbei:

1. Pflegen Sie eine körperlich aktiven Lebensstil.
2. Ernähren Sie sich gesund.

Eine aktiven Lebensstil pflegen

Menschen mit Übergewicht neigen dazu, körperlich weniger aktiv zu sein als Normalgewichtige. Gegen diese Tendenz sollten Sie unbedingt ankämpfen. Bewegung erhöht nicht nur Ihre Chancen abzunehmen, sondern senkt auch die mit dem Übergewicht verbundenen gesundheitlichen Risiken.

Ein aktiver Lebensstil besteht aber nicht darin, sich einmal in der Woche sportliche Höchstleistungen abzuverlangen und ansonsten schlapp auf dem Sofa zu sitzen. *Ein aktiver Lebensstil durchdringt alle Bereiche des Lebens.* Werden Sie zum «Gelegenheitstäter», indem Sie jede sich bietende Chance zur Bewegung nutzen. Viel können Sie allein dadurch erreichen, dass Sie *mehr zu Fuß gehen.* Sie könnten sich z. B. angewöhnen, grundsätzlich die Treppe statt den Fahrstuhl zu benutzen, ein paar Häuserblocks entfernt von Ihrem Ziel oder am hinteren Ende des Parkplatzes zu parken oder ein paar Haltestellen früher aus dem Bus zu steigen. Diese Ratschläge mögen Ihnen banal erscheinen, doch zusammengenommen können einfache Maßnahmen dieser Art schon bald einen dauerhaft positiven Einfluss auf Ihre Fitness und Ihre allgemeine Gesundheit nehmen.

Zusätzlich sollten Sie regelmäßig Sport treiben. Es ist wichtig, dass Sie sich dabei realistische Ziele setzen, die sich auch tatsächlich umsetzen lassen. Unabhängig von der gewählten Sportart sollten Sie die folgenden Hinweise beachten:

1. Falls Ihre körperliche Gesundheit in irgendeiner Weise beeinträchtigt ist, sprechen Sie mit Ihrer Ärztin oder Ihrem Arzt, ehe Sie mit einem neuen Sportprogramm beginnen.
2. Tragen Sie bequeme Kleidung, in der Sie sich wohl fühlen. Sie wollen zum Sport gehen, nicht zu einer Modenschau.
3. Achten Sie auf qualitativ hochwertige Sportschuhe.
4. Tragen Sie Ihre täglichen Fortschritte in Ihre Tagesprotokolle ein und übertragen Sie diese am Ende der Woche in Ihr Verlaufsprotokoll. (Fügen Sie dafür eine eigene Spalte hinzu.) Anfangs sollten Sie dreimal pro Woche zehn Minuten lang trainieren, anschließend können Sie die Dauer um fünf Minuten pro Woche steigern, bis Sie bei 20 bis 30 Minuten angekommen sind. Natürlich können Sie auch öfter pro Woche trainieren, denken Sie nur immer daran, sich realistische Ziele zu setzen, die mit Ihren sonstigen Verpflichtungen vereinbar sind.
5. Vermeiden Sie ein zu extremes Training. Wenn Sie während des Sports keine Unterhaltung mehr führen können, ist es zu anstrengend.
6. Falls es Ihnen beim Sport schnell langweilig wird, denken Sie sich eine angenehme Ablenkung aus. Hören Sie Walkman oder Radio oder sehen Sie fern ...

Einige besonders gut geeignete Sportarten finden Sie unten aufgelistet. Wählen Sie etwas aus, von dem Sie meinen, das es Ihnen am meisten Spaß machen wird.

- *Walking.* Dieser Sport ist für Menschen mit Übergewicht äußerst gut geeignet. Er ist nicht zu anstrengend, erfordert außer guten Schuhen keine besondere Ausrüstung und lässt sich sehr gut in netter Runde ausführen («Walking-Treff»).

- *Schwimmen.* Auch diese Sportart ist bei Übergewicht sehr zu empfehlen. Selbst wenn Sie seit Jahren nicht mehr geschwommen sind, werden Sie schnell wieder hineinfinden und baldige Fortschritte spüren. Einige müssen allerdings erst ihre Scheu überwinden, sich im Badeanzug zu zeigen. Leisten Sie sich einen schönen, nicht zu knappen Badeanzug, der Ihnen gefällt und in dem Sie sich wohl fühlen.

- *Ausdauertraining an Geräten.* Diese Art des Trainings ist beliebt und kann sowohl im Fitness-Studio als auch zuhause ausgeübt werden.

Fahrräder, Rudergeräte, Laufbänder, Stepper oder so genannte Cross-Trainer, bei denen der ganze Körper einbezogen wird, sind dazu geeignet. Die Geräte bieten verschiedene Schwierigkeitsgrade und Trainingsprogramme, sodass Leistungssteigerungen bald spürbar werden.

- *Krafttraining.* Das Krafttraining an Sportgeräten findest meist in Fitness-Studios statt, wo man sich von fachkundigen Mitarbeitern ein individuelles Programm zusammenstellen lassen kann. Es ist relativ leicht zu erlernen und mit raschen Erfolgserlebnissen verbunden. Wichtig ist, mit einem leichten Übungsprogramm anzufangen und sich dann langsam zu steigern.

Sich gesund ernähren

Die zweite Ergänzung zum Selbsthilfeprogramm besteht in einer gesunden Ernährung. Die Grundregeln sind ganz einfach:

- Essen Sie *wenig* Fette und einfache Kohlehydrate.
- Essen Sie *viel* Ballaststoffe und komplexe Kohlehydrate.

Aus diesen Grundregeln lassen sich einige konkretere Ratschläge ableiten:

1. Fette, Öle und Süßigkeiten sollten Sie nur in Maßen zu sich nehmen. Benutzen Sie z. B. beim Kochen nur wenig Fette und Öle. Sparen Sie auch bei Butter, Margarine, Majonäse und Salatdressing.
2. Nehmen Sie nicht mehr als 30 Prozent der verzehrten Kalorien (60 bis 70 Gramm täglich) in Form von Fetten auf.
3. Benutzen Sie fettarme Milch, fettarmen Jogurt und Käse. Eiskrem enthält viel Fett und sollte deshalb nur in Maßen genossen werden.
4. Essen Sie, wenn überhaupt, nur mageres Fleisch und lassen Sie bei Geflügel die Haut weg. Auch Nüsse enthalten viel Fett und sollten deshalb nur sparsam verwendet werden.
5. Experimentieren Sie mit Gemüse, probieren Sie neue Rezepte und verschiedene Arten der Zubereitung aus. Verzehren Sie regelmäßig stärkehaltige Gemüsesorten (z. B. Kartoffeln) und Bohnen oder andere Hülsenfrüchte.
6. Essen Sie täglich Obst. Probieren Sie die verschiedensten Sorten aus.
7. Ein großer Teil Ihrer Ernährung sollte aus Vollkorn-Getreideprodukten (z. B. Brot, Getreideflocken, Nudeln und Reis) bestehen.

Verstehen Sie diese Ratschläge als Richtlinien, an die Sie sich halten, ohne sich darauf zu versteifen. Gönnen Sie sich Ausnahmen, und erlauben Sie in Maßen auch immer wieder einmal so genannte «ungesunde» Sachen. Jedes rigide Vermeiden bestimmter Lebensmittel führt bloß zu weiteren Essproblemen. «Essattackenfreies Essen» kommt ohne strengen Regeln aus und kennt stattdessen nur allgemeine Richtlinien.

Das Gewichtsproblem lösen

Ihr Gewichtsproblem als Erstes lösen zu wollen, ist, wie gesagt, nicht unbedingt der beste Weg, auch wenn es auf Ihrer Wunschliste ganz oben stehen mag. Falls in der Vergangenheit Maßnahmen zur Gewichtskontrolle bei Ihnen zu einer Verschlimmerung der Essattacken geführt haben, sollten Sie sich zuerst auf die Überwindung der Essattacken konzentrieren und dabei die obigen Richtlinien beherzigen. Falls Sie dieses Problem nicht kennen oder Ihre Essattacken bereits erfolgreich überwunden haben, können Sie sich nun mit Ihrem Gewichtsproblem befassen. Dies gilt vor allem dann, wenn bei Ihnen die allgemeine Tendenz besteht, sich zu überessen (siehe Kapitel 4). Die Beschränkung von Menge und Anzahl der geplanten Mahlzeiten und Zwischenmahlzeiten kann in solchen Fällen sinnvoll sein. Empfehlen würde ich das LEARN-Programm von Dr. Kelly Brownell von der *Yale University*, da es sich in mehreren Studien bewährt hat, auf Bewegung und gesunde Essgewohnheiten Wert legt und so konzipiert ist, dass es möglichst keine Essattacken auslöst (leider noch nicht auf deutsch erschienen).

Auf keinen Fall sollten Sie mit extremen Diäten oder Fastenkuren experimentieren, da sie Ihre Essprobleme verstärken können.

Worin sollte beim Abnehmen Ihr Ziel bestehen? Eine der Gründe, warum die US-Kontrollbehörden derzeit die Werbepraktiken verschiedener kommerzieller Diätprogramme unter die Lupe nehmen, besteht in den oft unrealistischen Versprechungen über einen drastischen und dauerhaften Gewichtsverlust. Nach den vorliegenden Forschungsergebnisse sind diese Versprechungen unmöglich einzulösen, und doch geben Millionen von Menschen sich selbst die Schuld, wenn sie die hochgesteckten Ziele nicht erreichen, anstatt sich klar zu machen, dass mit den Zielen etwas nicht stimmen kann. Für die meisten Menschen sind die durch die Werbung geweckten Erwartungen vollkommen unrealistisch.

Die in der Praxis und Forschung arbeitenden Fachleute raten heute dazu, den Menschen zu helfen, das Gewicht zu akzeptieren, das sich von selbst ergibt, wenn sie einen aktiven Lebensstil pflegen, sich gesund ernähren und regelmäßige Mahlzeiten einhalten. Dr. Janet Polivy und Dr. Peter Herman von der *University of Toronto* bezeichnen dies als «natürliches Körpergewicht», Dr. Kelly Brownell spricht vom «angemessenen Gewicht», das sich realistischerweise auch langfristig halten lässt. Wo liegt nun Ihr natürliches oder angemessenes Körpergewicht? Das ist schwer zu sagen. Herausfinden lässt es sich nur, indem Sie die hier vorgeschlagenen Veränderungen in Ihrem Lebensstil herbeiführen und abwarten, was mit Ihrem Gewicht passiert.

Ich kann sehr gut verstehen, dass es Ihnen schwer fällt, sich auf ein Zielgewicht einzustellen, das höher liegt als das, was Ihnen diverse Diätprogramme versprechen. Damit verbunden ist, dass Sie den verlockenden Behauptungen der Leute widerstehen müssen, die mit Ihrem Schlankheitswunsch Geld verdienen wollen. Und in vielen Fällen bedeutet es auch, die Hoffnung aufzugeben, jemals richtig schlank zu werden. Doch diese Einsicht wird mit Sicherheit für Ihre Selbstachtung und Ihr Selbstvertrauen sehr viel besser sein als weitere Jahre des Kampfes mit Diäten und Essattacken und dem daraus folgenden ständigen Auf und Ab beim Körpergewicht.

Anhang III Adressen, die weiterhelfen

Deutschland

Eine hervorragende Anlaufstelle für Informationen zu den unterschiedlichsten Formen von Essstörungen ist die

Bundeszentrale für gesundheitliche Aufklärung (BZgA)
Ostmerheimer Str. 220
51109 Köln
Tel.: 0221/8992–0
Fax: 0221/8992–300
eMail: poststelle@bzga.de
Internet: www.bzga.de

Die Bundeszentrale für gesundheitliche Aufklärung verschickt auf Wunsch Informationsbroschüren und eine kommentierte Literaturliste zum Thema Essstörungen. Darüber hinaus bietet sie ein Infotelefon zu Essstörungen zur persönlichen Beratung für Betroffene, Angehörige und Interessierte an:

Infotelefon Essstörungen
Tel.: 0221/892031
(Mo-Do: 10–22 Uhr; Fr-So: 10–18 Uhr)

Die Bundeszentrale für gesundheitliche Aufklärung vermittelt außerdem Adressen von Beratungsstellen und therapeutischen Einrichtungen. Das «Adressverzeichnis: Beratung, Selbsthilfe, Therapie bei Essstörungen» ist nach Bundesländern und Orten sortiert und wird auf Wunsch per Post zugesandt. Auf dem Internetportal der Bundeszentrale steht das Adressverzeichnis unter der folgenden Adresse auch zum Download bereit:

www.bzga-essstoerungen.de

Auf dieser Internetseite finden Sie außerdem einen Überblick über die einzelnen Formen der Essstörungen, eine Zusammenfassung über weiterführende Literatur zum Thema, eine Übersicht über die BZgA-Medien zum Thema Ernährung und Essstörungen sowie über Fortbildungsangebote für Fachleute, einen Hinweis auf die Telefonberatung der BZgA und zahlreiche Links zu anderen Webseiten zum Thema Essstörungen.

Österreich

Umfangreiche Informationen zum Thema und Adressen von Beratungsstellen in Österreich finden Sie unter der Internetadresse:

www.ess-stoerungen.de

Das Institut «Frauensache» in Wien organisiert Selbsthilfegruppen, Workshops und Seminare zum Thema Essattacken:

Institut Frauensache
Reindorfgasse 29
A-1150 Wien
Telefon: 89 58 440
Web: *http://www.frauensache.at*

Das Institut «Sowhat» bietet Frauen und Männern aller Altersstufen in Wien und Mödling ein breites Spektrum medizinischer, psychologischer und psychotherapeutischer Behandlung an:

Sowhat Wien
A-1180 Wien, Staudgasse 7/1 (U6–Nähe)
Mo–Do 9.00–17.00 Uhr
Fr 9.00–13.00 Uhr
Tel. 01/406 57 17
Web: www.sowhat.ati

Schweiz

Das Netzwerk Essstörungen (www.netzwerk-essstoerungen.ch) gibt Antworten auf viele Fragen rund um die Behandlung von Essstörungen und bietet einen ausführlichen Adressenteil über Selbsthilfegruppen sowie ambulante und stationäre Behandlungsmöglichkeiten in der Schweiz. Die Homepage wurde vom Expertennetz für Essstörungen Schweiz ins Leben gerufen und mit Geldern des Bundesamtes für Bildung und Wissenschaft Bern (BBW) finanziert.

Anhang IV Hinweise für Angehörige und Freunde

In diesem Buch wird der aktuelle Kenntnisstand zum Thema Essattacken und deren Behandlung zusammengefasst (Teil I). Hinzu kommt ein leicht umzusetzendes Selbsthilfeprogramm, das auf der wirksamsten aller heute zur Verfügung stehenden Behandlungsmethoden beruht (Teil II).

Wenn Sie dieses Buch zur Hand nehmen, weil Sie sich Sorgen machen, dass eine Ihnen nahe stehende Person Essattacken haben könnte, können Ihnen die einführenden Kapitel (Kapitel 1 und 4) sicher Klarheit bringen. Wenn Sie sich über die gesundheitlichen Auswirkungen von Essattacken Sorgen machen, lesen Sie Kapitel 5. Über die verschiedenen Behandlungsmöglichkeiten informiert Kapitel 8.

Möglicherweise hegen Sie den Verdacht, dass die Ihnen nahe stehende Person Essattacken hat, haben dies bisher jedoch noch nie offen angesprochen. Dies ist eine schwierige Situation, denn natürlich hat die Person das Recht, selbst zu entscheiden, ob sie über ihr Problem sprechen oder gar etwas dagegen unternehmen will. Andererseits ist es sicher vernünftig, dass eine möglicherweise betroffene Person umfassend über das Problem informiert ist. Ein sinnvoller erster Schritt könnte deshalb darin bestehen, der Person dieses Buch zum Lesen zu empfehlen. Wie Sie dies am besten angehen, ist von den genauen Umständen abhängig und erfordert von Ihrer Seite großes Fingerspitzengefühl. Denken Sie daran, dass Essattacken meist mit Scham und Selbstvorwürfen verbunden sein. Sich «ertappt» zu fühlen, kann für die Betroffenen ein echter Schock sein.

Haben Sie dagegen bereits über das Problem gesprochen, stellt sich Ihnen wahrscheinlich die Frage, wie Sie am besten helfen können. Dies hängst im Wesentlichen davon ab, ob die betroffene Person selbst etwas an ihrer Situation verändern möchte. Falls darüber Unsicherheit herrscht, könnten Sie gemeinsam den Abschnitt «Warum etwas verändern?» am Anfang von Teil II durchgehen. Hat die Person bereits den Wunsch nach Veränderung geäußert, könnten Sie auch die verschiedenen Möglichkeiten der Behandlung besprechen, um zu entscheiden, was in diesem besonderen Fall am besten wäre. Besteht die Entscheidung darin, therapeutische Hilfe in Anspruch zu nehmen, könnten Sie der betroffenen Person helfen, indem Sie sie bei der Suche nach einer geeigneten Anlaufstelle unterstützen. Und auch wenn schon eine therapeutische Behandlung begonnen wurde, lässt sich für Sie sicherlich eine helfende Rolle finden. Hüten Sie sich allerdings davor, sich zu sehr in den Prozess einzumischen. Manchmal besteht die beste Hilfe, die man einem anderen Menschen geben kann, darin, sich im Hintergrund zu halten und immer dann zur Verfügung zu stehen, wenn man gebraucht und um Unterstützung gebeten wird.

Auch wenn die Entscheidung für das Selbsthilfeprogramm fällt, sollten Sie sich abwartend zurückhalten. Machen Sie sich mit dem Programm vertraut, damit Sie wissen, worum es geht, wenn Ihre Hilfe gebraucht wird, und denken Sie daran, dass es Sache der betroffenen Person ist zu entscheiden, wie Sie am besten helfen können. Das Selbsthilfeprogramm beruht darauf, dass die betroffene Person als ihr eigener Therapeut fungiert. Möglicherweise beschränkt sich Ihre Rolle darauf, in schwierigen Zeiten Rat und Unterstützung zu geben. Diese Rolle kann durchaus auch schwierig sein. Möglicherweise sind Sie versucht einzugreifen, wenn Sie dies lieber lassen sollten, oder Sie werden um Hilfe gebeten, obwohl Ihnen das gerade gar nicht passt.

Dass Menschen, die an der Überwindung Ihrer Essprobleme arbeiten, sich von Zeit zu Zeit entmutigt oder gar hoffnungslos fühlen, ist nicht ungewöhnlich. Sie zweifeln dann daran, ob sie ihr Problem in den Griff bekommen werden. An solchen Tiefpunkten können Sie am besten helfen, indem Sie die positiven Veränderungen in die Waagschale werfen. Gehen Sie gemeinsam die Tages- und Verlaufsprotokolle durch und streichen Sie dabei alle noch so kleinen Erfolge heraus, die in schlechten Zeiten leider oft vergessen werden. Loben Sie alle Anzeichen von Fortschritt und bieten Sie so viel Ermutigung, wie Sie nur können.

Erwähnen sollten wir auch, dass sich bei Ihnen das Gefühl einschleichen könnte, das Selbsthilfeprogramm sei zu einfach, um wirklich funktionieren zu können. Rufen Sie sich ins Gedächtnis, dass das Programm auf dem beruht, was sich in der wissenschaftlichen Forschung unzweifelhaft als wirksamste Methode erwiesen hat (siehe Kapitel 8). Versuchen Sie nicht, die Autorität des Programms zu untergraben. Stellen Sie stattdessen Ihre Bedenken zurück und unterstützen Sie die betroffene Person dabei, das Programm möglichst genau zu befolgen. Auf diese Weise können Sie die Chancen der Genesung am ehesten verbessern.

Anhang V
Hinweise für Therapeutinnen und Therapeuten

Wenn Sie in die Therapie einer Person mit Essattacken eingebunden sind, können Sie im Hinblick auf das in diesem Buch vorgestellte Selbsthilfeprogramm zwei grundsätzliche Positionen einnehmen: Sie können der Person direkt bei der Anwendung des Programmes helfen («angeleitete Selbsthilfe»), oder Sie können eine vollkommen andere Form der Therapie durchführen und gleichzeitig die Anwendung des Programms unterstützen. Im letzteren Fall können Sie frei entscheiden, wie stark Sie in die Umsetzung des Programm eingebunden sein wollen. Doch selbst wenn Therapie und Selbsthilfeprogramm mehr oder weniger parallel laufen sollten, schlagen wir vor, dass Sie sich mit dem Programm vertraut machen, da es die therapeutische Hilfe, die Sie geben, tangieren kann.

Die von Dr. Peter Cooper und seinem Team in Cambridge durchgeführte Forschung legt nahe, dass die angeleitete Selbsthilfe Menschen mit Essattacken besonders wirksam helfen kann. Auf jeden Fall ist es ein sinnvoller erster Schritt in einem individuell abgestuften Behandlungsprogramm (siehe Kapitel 8). Die Durchführung des Programms wird dabei durch regelmäßige therapeutische Sitzungen unterstützt. Diese Sitzungen können relativ kurz (weniger als 30 Minuten) sein und müssen nicht wöchentlich stattfinden. Da das Programm darauf beruht, dass die betroffene Person als ihr eigener Therapeut fungiert, unterscheidet sich Ihre Rolle von der in den meisten konventionelleren Therapieformen. Bei der angeleiteten Selbsthilfe agieren Sie als Vermittler, dessen wichtigste Rolle darin besteht, den Fortschritt zu überwachen, Ermutigung zu geben und in Krisenzeiten Probleme zu benennen und mögliche Lösungen herauszuarbeiten. Dies setzt voraus, dass Sie sich mit dem Programm gründlich vertraut machen.

Ein weiterer wichtiger Aspekt Ihrer Rolle besteht in der Motivation. Das gemeinsame Besprechen von Tages- und Verlaufsprotokollen zu Beginn jeder Sitzung bietet eine gute Möglichkeit, Fortschritte zu erkennen und hervorzuheben. Eine andere wichtige Aufgabe ist es, dafür zu sorgen, dass die Person das Programm in einem angemessenen Zeitraum durchläuft. Manche sind ungeduldig und wollen die Aufgaben möglichst schnell hinter sich bringen, andere sind zögerlich und schreiten zu langsam voran. Die jeweiligen Abschnitte mit der Überschrift «Wann ist es Zeit für den nächsten Schritt?» bieten klare Richtlinien für diesen Übergang. Schließlich besteht Ihre Rolle als Therapeut darin, immer wieder an das eigentliche Ziel des Programms – die Normalisierung des Essverhaltens, nicht der Gewichtsverlust – zu erinnern (siehe Appendix II). Bei alledem sollten Sie stets «Beifahrer» bleiben. Die von den Essattacken betroffene Person muss für den Prozess selbst verantwortlich bleiben, und jede Veränderung muss von ihr ausgehen.

Da es grundlegende Informationen über den derzeitigen Kenntnisstand zum Thema enthält, kann dieses Buch auch im Rahmen konventionellerer Ansätze zur Behandlung von Essproblemen nützlich sein, z. B. als Ergänzung einer konventionellen kognitiven Verhaltenstherapie oder als Komponente eines stationären Behandlungsprogramms.

Literaturverzeichnis

Agras, W. S., Walsh, B. T., Fairburn, C. G., Wilson, G. T. & Kraemer, H. C. (2000). A multicenter comparison of cognitive-behavioral therapy and interpersonal psychotherapy for bulimia nervosa. *Archives of General Psychiatry, 57*, 459–466.

Alberti, R. & Emmons, M. (2001). *Your perfect right: Assertiveness and equality in your life and relationships* (8th ed.). Atascadero, CA: Impact Publishers. Deutsche Ausgabe: Ich behaupte mich selbst. Ein Übungsprogramm. Heidelberg: R. Asanger (1981).

American Psychiatric Association. (1994). *Diagnostic and statistical manual of mental disorders* (4th ed.). Washington, DC: Selbstverlag.

Andersen, A. E. (1990). *Males with eating disorders.* New York: Brunner/Mazel.

Anderson, A., Cohn, L. & Holbrook, T. (2000). *Making weight: Men's conflicts with food, weight, shape and appearance.* Carlsbad, CA: Gurze Books.

Bell, L. (2003). *Managing intense emotions and overcoming self-destructive habits: A self-help manual.* Hove: Brunner-Routledge.

Beumont, P. J. V., Arthur, B., Russell, J. D. & Touyz, S. W. (1994). Excessive physical activity in dieting disorder patients. *International Journal of Eating Disorders, 15*, 21–36.

Blais, M. A., Becker, A. E., Burwell, R. A., Flores, A. T., Nussbaum, K. M., Greenwood, D. N., Ekeblad, E. R. & Herzog, D. B. (2000). Pregnancy: Outcome and impact on symptomatology in a cohort of eating disordered women. *International Journal of Eating Disorders, 27*, 140–149.

Blundell, J. E. & Hill, A. J. (1993). Binge eating: Psychobiological mechanisms. In C. G. Fairburn & G. T. Wilson (Eds.), *Binge eating: Nature, assessment and treatment.* New York: Guilford.

Bovey, S. (1989). *Being fat is not a sin.* London: Pandora. Deutsche Ausgabe: Kann denn dick sein Sünde sein? ISBN 3-910085-07.

Brownell, K. D. (2000). *The LEARN program for weight management 2000* (10th ed.). Dallas: American Health Publishing Co.

Bulik, C. M. (2002). Anxiety, depression and eating disorders. In C. G. Fairburn & K. D. Brownell (Eds.), *Eating disorders and obesity: A comprehensive handbook* (2nd ed.). New York: Guilford.

Bulik, C. M., Sullivan, P. F., Carter, F. A., McIntosh, V. V. & Joyce, P. R. (1998). The role of exposure with response prevention in the cognitive-behavioural therapy for bulimia nervosa. *Psychological Medicine, 28*, 611–623.

Burns, D. D. (1985). *Intimate connections.* New York: Signet.

Burns, D. D. (1990). *The feeling good handbook.* New York: Plume.

Burns, D. D. (1992). *Feeling good: The new mood therapy.* New York: Avon. Deutsche Ausgabe: Fühl Dich gut. Trier: édition trèves (2004).

Butler, G. & Hope, T. (1995). *Manage your mind: The mental fitness guide.* Oxford: Oxford University Press.

Carlat, D. J., Camargo, C. A. & Herzog, D. B. (1997). Eating disorders in males: A report on 135 patients. *American Journal of Psychiatry, 154,* 1127–1132.

Carter, J. C. & Fairburn, C. G. (1998). Cognitive-behavioral self-help for binge eating disorder: A controlled effectiveness study. *Journal of Consulting and Clinical Psychology, 66,* 616–623.

Carter, J. C., Olmsted, M. P., Kaplan, A. S., McCabe, R. E., Mills, J. S. & Aimé, A. (2003). Self-help for bulimia nervosa: A randomized control trial. *American Journal of Psychiatry, 160,* 973–978.

Cash, T. F. (1997). *The body image workbook: An 8-step program for learning to like your looks.* Oakland, CA: New Harbinger Publications.

Connors, M. E. (1996). Developmental vulnerabilities for eating disorders. In L. Smolak, M. P. Levine & R. Striegel-Moore (Eds.), *The developmental psychopathology of eating disorders: Implications for research, prevention and treatment.* New Jersey: Erlbaum.

Cooper, P. J., Coker, S. & Fleming, C. (1996). An evaluation of the efficacy of supervised cognitive behavioural self-help for bulimia nervosa. *Journal of Psychosomatic Research, 40,* 281–287.

Cooper, Z. & Fairburn, C. G. (2003). Redefining the definition of binge eating disorder and nonpurging bulimia nervosa. *International Journal of Eating Disorders, 34,* 89–95.

Cowen, P. J., Anderson, I. M. & Fairburn, C. G. (1992). Neurochemical effects of dieting: Relevance to changes in eating and affective disorder. In G. H. Anderson, S. H. Kennedy (Eds.), *The biology of feast and famine: Relevance to eating disorders.* New York: Academic Press.

Crow, S. J., Thuras, P., Keel, P. K. & Mitchell, J. E. (2002). Long-term menstrual and reproductive function in patients with bulimia nervosa. *American Journal of Psychiatry, 159,* 1048–1050.

Devlin, M. J., Goldfein, J. A. & Dobrow, I. (2003). What is this thing called BED? Current status of binge eating disorder nosology. *International Journal of Eating Disorders, 34,* 2–18.

Fairburn, C. G. (1981). A cognitive behavioural approach to the treatment of bulimia. *Psychological Medicine, 11,* 707–711.

Fairburn, C. G. (1997). Interpersonal psychotherapy for bulimia nervosa. In D. M. Garner & P. E. Garfinkel (Eds.), *Handbook for treatment of eating disorders.* New York: Guilford.

Fairburn, C. G. & Beglin, S. J. (1992). What is meant by the term «binge»? *American Journal of Psychiatry, 149,* 123–124.

Fairburn, C. G. & Brownell, K. D. (Eds.). (2002). *Eating disorders and obesity: A comprehensive handbook* (2nd ed.). New York: Guilford.

Fairburn, C. G. & Cooper, P. J. (1982). Self-induced vomiting and bulimia nervosa: An undetected problem. *British Medical Journal, 284,* 1153–1155.

Fairburn, C. G. & Cooper, Z. (1993). The Eating Disorder Examination (12th ed.). In C. G. Fairburn & G. T. Wilson (Eds.), *Binge eating: Nature, assessment and treatment.* New York: Guilford.

Fairburn, C. G., Cooper, Z., Doll, H. A. & Welch, S. L. (1999). Risk factors for anorexia nervosa: Three integrated case-control comparisons. *Archives of General Psychiatry, 56,* 468–476.

Fairburn, C. G., Cooper, Z., Doll, H. A., Norman, P. & O'Connor, M. (2000). The natural course of bulimia nervosa and binge eating disorder in young women. *Archives of General Psychiatry, 57,* 659–665.

Fairburn, C. G., Cooper, Z. & Shafran, R. (2003). Cognitive behaviour therapy for eating disorders: A transdiagnostic theory and treatment. *Behaviour Research and Therapy, 41,* 509–528.

Fairburn, C. G., Doll, H. A., Welch, S. L., Hay, P. J., Davies, B. A. & O'Connor, M. E. (1998). Risk factors for binge eating disorder: A community-based, case-control study. *Archives of General Psychiatry, 55,* 425–432.

Fairburn, C. G. & Harrison, P. J. (2003). Eating disorders. *Lancet, 361,* 407–416.

Fairburn, C. G., Jones, R., Peveler, R. C., Hope, R. A. & O'Connor, M. E. (1993). Psychotherapy and bulimia nervosa: The longer-term effects of interpersonal psychotherapy, behaviour therapy and cognitive behaviour therapy. *Archives of General Psychiatry, 50,* 419–428.

Fairburn, C. G., Marcus, M. D. & Wilson, G. T. (1993). Cognitive behaviour therapy for binge eating and bulimia nervosa: A treatment manual. In C. G. Fairburn & G. T. Wilson (Eds.), *Binge eating: Nature, assessment and treatment.* New York: Guilford.

Fairburn, C. G., Norman, P. A., Welch, S. L., O'Connor, M. E., Doll, H. A. & Peveler, R. C., (1995). A prospective study of outcome in bulimia nervosa and the long-term effects of three psychological treatments. *Archives of General Psychiatry, 52,* 304–312.

Fairburn, C. G. & Peveler, R. C. (1990). Bulimia nervosa and a stepped care approach to management. *Gut, 31,* 1220–1222.

Fairburn, C. G., Stein, A. & Jones, R. (1992). Eating habits and eating disorders during pregnancy. *Psychosomatic Medicine, 5,* 665–672.

Fairburn, C. G., Welch, S. L., Doll, H. A., Davies, B. A. & O'Connor, M. E. (1997). Risk factors for bulimia nervosa: A community-based case-control study. *Archives of General Psychiatry, 54,* 509–517.

Fairburn, C. G., Welch, S. L. & Hay, P. J. (1993). The classification of recurrent overeating: The «binge eating disorder» proposal. *International Journal of Eating Disorders, 13,* 155–159.

Fairburn, C. G. & Wilson, G. T. (1993). Binge eating: Definition and classification. In C. G. Fairburn & G. T. Wilson (Eds.), *Binge eating: Nature, assessment and treatment.* New York: Guilford.

Fairburn, C. G. & Wilson, G. T. (Eds.). (1993). *Binge eating: Nature, assessment and treatment.* New York: Guilford.

Fennell, M. (1999). *Overcoming low self-esteem: A self-help guide using cognitive behavioral techniques.* London: Robinson. Deutsche Ausgabe: Geringe Selbstachtung überwinden. Bern: Verlag Hans Huber (2005).

Franko, D. L., Blais, M. A., Becker, A. E., Delinsky, S. S., Greenwood, D. N., Flores, A. T., Ekeblad, E. R., Eddy, K. T. & Herzog, D. B. (2001). Pregnancy complications and neonatal outcomes in women with eating disorders. *American Journal of Psychiatry, 158*, 1461–1466.

Garner, D. M. (1993). Binge eating in anorexia nervosa. In C. G. Fairburn & G. T. Wilson (Eds.), *Binge eating: Nature, assessment and treatment.* New York: Guilford.

Ghaderi, A. & Scott, B. (2003). Pure and guided self-help for full and sub-threshold bulimia nervosa and binge eating disorder. *British Journal of Clinical Psychology, 42*, 257–269.

Greenberger, D. & Padesky, C. A. (1995). *Mind over mood.* New York: Guilford.

Greenfield, D., Mickley, D., Quinlan, D. M. & Roloff, P. (1993). Ipecac abuse in a sample of eating disordered outpatients. *International Journal of Eating Disorders, 13*, 411–414.

Grilo, C. M., Sanislow, C. A., Shea, M. T., Skodol, A. E., Stout, R. L., Pagano, M. E., Yen, S. & McGlashan, T. H. (2003). The natural course of bulimia nervosa and eating disorder not otherwise specified is not influenced by personality disorders. *International Journal of Eating Disorders, 34*, 319–330.

Halmi, K. A., Falk, J. R. & Schwartz, E. (1981). Binge-eating and vomiting: A survey of a college population. *Psychological Medicine, 11*, 697–706.

Hoek, H. W., Bartelds, A. I. M., Bosveld, J. J. F., van der Graaf, Y., Limpens, V. E. L., Maiwald, M. & Spaaij, C. J. K. (1995). Impact of urbanization on detection rates of eating disorders. *American Journal of Psychiatry, 152*, 1272–1278.

Hoek, H. W. & van Hoeken, D. (2003). Review of the prevalence and incidence of eating disorders. *International Journal of Eating Disorders, 34*, 383–396.

Howard, C. E. & Porzelius, L. K. (1999). The role of dieting in binge eating disorder: Etiology and treatment implications. *Clinical Psychology Review, 19*, 25–44.

Johnson, C. L., Stuckey, M. K., Lewis, L. D. & Schwartz, D. M. (1983). A survey of 509 cases of self-reported bulimia. In P. L. Darby, P. E. Garfinkel, D. M. Garner, & D. V. Coscina (Eds.), *Anorexia nervosa: Recent developments in research.* New York: Alan Liss.

Kabat-Zinn, J. (1994). *Wherever you go, there you are.* New York: Hyperion.

Kaye, W. H., Weltzin, T. E., Hsu, L.K. G., McConaha, C. W. & Bolton, B. (1993). Amount of calories retained after binge eating and vomiting. *American Journal of Psychiatry, 150*, 969–971.

Keel, P. K. & Klump, K. L. (2003). Are eating disorders culture-bound syndromes? Implications for conceptualizing their etiology. *Psychological Bulletin, 129*, 747–769.

Klump, K. L., Kaye, W. H. & Strober, M. (2001). The evolving genetic foundations of eating disorders. *Psychiatric Clinics of North America, 24*, 215–225.

Lacey, J. H. & Evans, C. D. H. (1986). The impulsivist: A multi-impulsive personality disorder. *British Journal of Addiction, 81*, 641–649.

Lee, S. & Katzman, M. A. (2002). Cross-cultural perspectives on eating disorders. In C. G. Fairburn & K. D. Brownell (Eds.), *Eating disorders and obesity: A comprehensive handbook* (2nd ed.). New York: Guilford.

Leitenberg, H., Rosen, J. C., Wolf, J., Vara, L. S., Detzer, M. J. & Srebnik, D. (1994). Comparison of cognitive-behavior therapy and desipramine in the treatment of bulimia nervosa. *Behaviour Research and Therapy, 32,* 37–45.

Levine, M. P. & Smolak, L. (1992). Toward a model of the developmental psychopathology of eating disorders: The example of early adolescence. In J. H. Crowther, D. L. Tennenbaum, S. E. Hobfoll, & M.A. P. Stephens (Eds.), *The etiology of bulimia nervosa: The individual and familial context.* Washington: Hemisphere.

Loeb, K. L., Wilson, G. T., Gilbert, J. S. & Labouvie, E. (2000). Guided and unguided self-help for binge eating. *Behaviour Research and Therapy, 38,* 259–272.

Lucas, A. R., Crowson, C. S., O'Fallon, W. M. & Melton, L. J. (1999). The ups and downs of anorexia nervosa. *International Journal of Eating Disorders, 26,* 397–405.

Marcus, M. D. (1993). Binge eating in obesity. In C. G. Fairburn & G. T. Wilson (Eds.), *Binge eating: Nature, assessment and treatment.* New York: Guilford.

Morgan, J. F., Lacey, J. H. & Sedgwick, P. M. (1999). Impact of pregnancy on bulimia nervosa. *British Journal of Psychiatry, 174,* 135–140.

Murray, S., Touyz, S. & Beumont, P.J. V. (1990). Knowledge about eating disorders in the community. *International Journal of Eating Disorders, 9,* 87–93.

National Task Force on the prevention and treatment of obesity. (1994). Weight cycling. *Journal of the American Medical Association, 272,* 1196–1202.

Olmsted, M. P., Davis, R., Rockert, W., Irvine, M., Eagle, M. & Garner, D. M. (1991). Efficacy of a brief group psychoeducational intervention for bulimia nervosa. *Behaviour Research and Therapy, 29,* 71–83.

Palmer, R. L., Birchall, H., McGrain, L. & Sullivan, V. (2002). Self-help for bulimic disorders: A randomised controlled trial comparing minimal guidance with face-to-face or telephone guidance. *British Journal of Psychiatry, 181,* 230–235.

Patel, P., Wheatcroft, R., Park, R. J. & Stein, A. (2002). The children of mothers with eating disorders. *Clinical Child and Family Psychology Review, 5,* 1–19.

Patton, G. C., Selzer, R., Coffey, C., Carlin, J. B. & Wolfe, R. (1999). Onset of adolescent eating disorders: Population based cohort study over 3 years. *British Medical Journal, 318,* 765–768.

Peñas-Lledó, E., Vaz Leal, F. J. & Waller, G. (2002). Excessive exercise in anorexia nervosa and bulimia nervosa: Relation to eating characteristics and general psychopathology. *International Journal of Eating Disorders, 31,* 370–375.

Peterson, C. B., Mitchell, J. E., Engbloom, S., Nugent, S., Pederson Mussell, M., Crow, S. J. & Thuras, P. (2001). Self-help versus therapist-led group cognitive-behavioral treatment of binge eating disorder at follow-up. *International Journal of Eating Disorders, 30,* 363–374.

Pomeroy, C., Mitchell, J. E., Roerig, J. & Crow, S. (2002). Eating disorders. In C. Pomeroy, J. E. Mitchell, J. Roerig, & S. Crow (Eds.), *Medical complications of psychiatric illness.* Washington, DC: American Psychiatric Publishing, Inc.

Pope, H.G. & Hudson, J.I. (1984). *New hope for binge eaters.* New York: Harper & Row.

Price, R.A. (2002). Genetics and common obesities: Background, current status, strategies, and future prospects. In T. Wadden & A.J. Stunkard (Eds.), *Handbook of obesity treatment.* New York: Guilford.

Rodin, G.M. (2002). Eating disorders in diabetes mellitus. In C.G. Fairburn & G.T. Wilson (Eds.), *Binge eating: Nature, assessment and treatment.* New York: Guilford.

Rodin, J. (1992). *Body traps.* New York: William Morrow & Company. Deutsche Ausgabe: Die Schönheitsfalle. München: Droemer Knaur (1994).

Rodin, J., Silberstein L. & Striegel-Moore R. (1984). Women and weight: A normative discontent. In T.B. Sonderegger (Ed.), *Nebraska symposium on motivation.* Lincoln: University of Nebraska Press.

Rosen, J.C. & Leitenberg, H. (1988). The anxiety model of bulimia nervosa and treatment with exposure plus response prevention. In K.M. Pirke, W. Vandereycken, & D. Ploog (Eds.), *The psychobiology of bulimia nervosa.* Berlin: Springer-Verlag.

Rossiter, E.M., Agras, W.S., Losch, M. & Telch, C.F. (1988). Dietary restraint of bulimic subjects following cognitive-behavioral or pharmacological treatment. *Behaviour Research and Therapy, 26,* 495–498.

Rossiter, E.M., Agras, W.S., Telch, C.F. & Schneider, J.A. (1993). Cluster B personality disorder characteristics predict outcome in the treatment of bulimia nervosa. *International Journal of Eating Disorders, 13,* 349–358.

Russell, G.F.M. (1979). Bulimia nervosa: An ominous variant of anorexia nervosa. *Psychological Medicine, 9,* 429–448.

Russell, G.F.M. (1988). The diagnostic formulation in bulimia nervosa. In D.M. Garner and P.E. Garfinkel (Eds.), *Diagnostic issues in anorexia nervosa and bulimia nervosa.* New York: Brunner/Mazel.

Soundy, T.J., Lucas, A.R., Suman, V.J. & Melton, L.J. III. (1995). Bulimia nervosa in Rochester, Minnesota from 1980 to 1990. *Psychological Medicine, 25,* 1065–1071.

Stein, A. (2002). Eating disorders and childrearing. In C.G. Fairburn & K.D. Brownell (Eds.), *Eating disorders and obesity: A comprehensive handbook* (2nd ed.). New York: Guilford.

Striegel-Moore, R.H. (1993). Etiology of binge eating: A developmental perspective. In C.G. Fairburn & G.T. Wilson (Eds.), *Binge eating: Nature, assessment and treatment.* New York: Guilford.

Striegel-Moore, R.H. & Franko, D.L. (2003). Epidemiology of binge eating disorder. *International Journal of Eating Disorders, 34,* 19–29.

Striegel-Moore, R. & Smolak, L. (1996). The role of race in the development of eating disorders. In L. Smolak, M.P. Levine, & R. Striegel-Moore (Eds.), *The developmental psychopathology of eating disorders: Implications for research, prevention and treatment.* New Jersey: Erlbaum.

Strober, M. & Bulik, C.M. (2002). Genetic epidemiology of eating disorders. In

C. G. Fairburn & K. D. Brownell (Eds.), *Eating disorders and obesity: A comprehensive handbook* (2nd ed.). New York: Guilford.

Stunkard, A. J. (2002). Binge-eating disorder and the night-eating syndrome. In T. Wadden & A. J. Stunkard (Eds.), *Handbook of obesity treatment*. New York: Guilford.

Stunkard, A. J. & Allison, K. C. (2003). Binge eating disorder: Disorder or marker? *International Journal of Eating Disorders, 34*, 107–116.

Thiels, C., Schmidt, U., Treasure, J., Garthe, R. & Troop, N. (1998). Guided self-change for bulimia nervosa incorporating use of a self-care manual. *American Journal of Psychiatry, 155*, 947–953.

Treasure, J., Schmidt, U., Troop, N., Tiller, J., Todd, G. & Turnbull, S. (1996). Sequential treatment for bulimia nervosa incorporating a self-care manual. *British Journal of Psychiatry, 168*, 94–98.

Vandereycken, W. (2002). Families of patients with eating disorders. In C. G. Fairburn & K. D. Brownell (Eds.), *Eating disorders and obesity: A comprehensive handbook* (2nd ed.). New York: Guilford.

Waller, G. (2002). The psychology of binge eating. In C. G. Fairburn & G. T. Wilson (Eds.), *Eating disorders and obesity: A comprehensive handbook* (2nd ed.). New York: Guilford.

Walsh, B. T. (1993). Binge eating in bulimia nervosa. In C. G. Fairburn & G. T. Wilson (Eds.), *Binge eating: Nature, assessment and treatment*. New York: Guilford.

Walsh, B. T. (2002). Pharmacological treatment of anorexia nervosa and bulimia nervosa. In C. G. Fairburn & K. D. Brownell (Eds.), *Eating disorders and obesity: A comprehensive handbook* (2nd ed.). New York: Guilford.

Walsh, B. T. & Boudreau, G. (2003). Laboratory studies of binge eating disorder. *International Journal of Eating Disorders, 34*, 30–38.

Walsh, B. T., Hadigan, B. A., Devlin, M. J., Gladis, M. & Roose, S. P. (1991). Long-term outcome of antidepressant treatment for bulimia nervosa. *American Journal of Psychiatry, 148*, 1206–1212.

Welch, S. L. & Fairburn, C. G. (1994). Sexual abuse and bulimia nervosa: Three integrated case-control comparisons. *American Journal of Psychiatry, 151*, 402–407.

Whitaker, A., Johnson, J., Shaffer, D., Rapoport, J. L., Kalikow, K., Walsh, B. T., Davies, M., Braiman S. & Dolinsky, A. (1990). Uncommon troubles among young people: Prevalence estimates of selected psychiatric disorders in a nonreferred adolescent population. *Archives of General Psychiatry, 47*, 487–496.

Wilfley, D. E., Welch, R. R., Stein, R. I., Spurrell, E. B., Cohen, L. R., Saelens, B. E., Dounchis, J. Z., Frank, M. A., Wiseman, C. V. & Matt, G. E. (2002). A randomized comparison of group cognitive-behavioral therapy and group interpersonal psychotherapy for the treatment of overweight individuals with binge-eating disorder. *Archives of General Psychiatry, 59*, 713–721.

Wilfley, D. E., Wilson, G. T. & Agras, W. S. (2003). The clinical significance of binge eating disorder. *International Journal of Eating Disorders, 34*, 96–106.

Willi, J., Giacometti, G. & Limacher, B. (1990). Update on the epidemiology of anorexia nervosa in a defined region of Switzerland. *American Journal of Psychiatry, 147*, 1514–1517.

Willi, J. & Grossman, S. (1983). Epidemiology of anorexia nervosa in a defined region of Switzerland. *American Journal of Psychiatry, 140*, 564–567.

Wilson, G. T. (1999). Cognitive behavior therapy for eating disorders: Progress and problems. *Behaviour Research and Therapy, 37*, 79–95.

Wilson, G. T. (2002). The controversy over dieting. In C. G. Fairburn & K. D. Brownell (Eds.), *Eating disorders and obesity: A comprehensive handbook* (2nd ed.). New York: Guilford.

Wilson, G. T. (2002). Eating disorders and addictive disorders. In C. G. Fairburn & K. D. Brownell (Eds.), *Eating disorders and obesity: A comprehensive handbook* (2nd ed.). New York: Guilford.

Wilson, G. T. & Eldredge, K. L. (1991). Frequency of binge eating in bulimic patients: Diagnostic validity. *International Journal of Eating Disorders, 10*, 557–561.

Wilson, G. T. & Fairburn, C. G. (2002). Treatments for eating disorders. In P. E. Nathan and J. M. Gorman, (Eds.), *A guide to treatments that work* (2nd ed.). New York: Oxford University Press.

Wolf, N. (1991). *The beauty myth.* New York: Harper & Row. Der Mythos Schönheit. Reinbek: Rowohlt (1991/2000).

Wonderlich, S. A. (2002). Personality and eating disorders. In C. G. Fairburn & K. D. Brownell (Eds.), *Eating disorders and obesity: A comprehensive handbook* (2nd ed.). New York: Guilford.

Wonderlich, S. A., Brewerton, T. D., Jocic, Z., Danksby, B. S. & Abbott, D. W. Relationship of childhood sexual abuse and eating disorders. *Journal of the American Academy of Child and Adolescent Psychiatry, 36*, 1107–1115.

Wonderlich, S. A., Fullerton, D., Swift, W. J. & Klein, M. H. (1994). Five-year outcome from eating disorders: Relevance of personality disorders. *International Journal of Eating Disorders, 15*, 233–244.

Wonderlich, S. & Mitchell, J. E. (2001). The role of personality in the onset of eating disorders and treatment implications. *Psychiatric Clinics of North America, 24*, 249–258.

Sachregister

Anzeigen